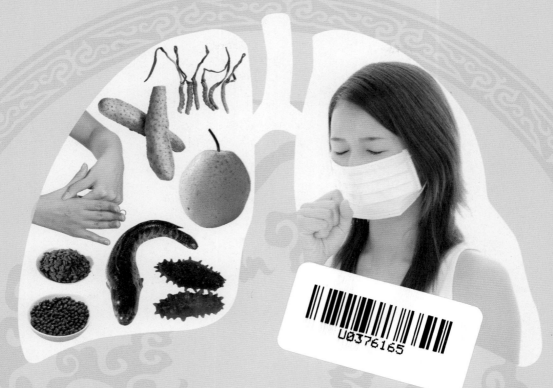

养肺就是养命

倪诚 **主编**

北京中医药大学主任医师、教授、中医学博士、博士生导师
国医大师王琦学术传承人
美国加州中医药大学客座教授
北京卫视《养生堂》特邀专家

吉林科学技术出版社

图书在版编目（CIP）数据

养肺就是养命/倪诚主编. --长春：吉林科学技术出版社，2015.8（2020.1重印）
ISBN 978-7-5384-8727-5

Ⅰ.①养… Ⅱ.①倪… Ⅲ.①补肺 Ⅳ.①R256.1

中国版本图书馆CIP数据核字(2020)第137352号

养肺就是养命 YANG FEI JIU SHI YANG MING

主　　编	倪　诚	
全案策划	悦然文化	
出 版 人	宛　霞	
责任编辑	隋云平　郭　廓	
助理编辑	樊莹莹	
封面设计	悦然文化	
幅面尺寸	165mm×235mm	
开　　本	16	
印　　张	11.5	
页　　数	184	
字　　数	280千字	
印　　数	1-8 000册	
版　　次	2015年8月第1版	
印　　次	2020年1月第1次印刷	

出　　版	吉林科学技术出版社	
发　　行	吉林科学技术出版社	
地　　址	长春市福祉大路5788号	
邮　　编	130118	
发行部电话/传真	0431-81629529　81629530　81629531	
	81629532　81629533　81629534	
储运部电话	0431-86059116	
编辑部电话	0431-81629516	
印　　刷	长春新华印刷集团有限公司	

书　　号　ISBN 978-7-5384-8727-5
定　　价　39.90元
如有印装质量问题 可寄出版社调换

前言

中医说，肺为五脏六腑之"华盖"，为诸脏之首。肺处于五脏之高位，诸邪入侵，必先犯肺，所以肺又被称为"娇脏"，很容易受伤。

当下，一场突如其来的新型冠状病毒肺炎席卷而来。在病毒的侵扰下，不少人"中招"，更有严重者被无情地夺去了生命。据研究表明，这场病毒侵入人体内部，直接侵犯娇嫩的肺，肺卫功能弱的人常常不堪一击。而正气充足，免疫力强大的人，则往往能逃脱病毒的魔爪。所以说，面对新冠病毒，拼的就是"免疫力"。

中医认为，"人活一口气"，一个人正气充足，就拥有了抵抗病毒的免疫力，这就需要好好呵护自己的肺。因为肺主一身之气的生成和运行，以维持人体的生命活动，抵抗外邪侵入身体，所以说，养肺就是养命。

肺是人体最主要的呼吸器官，为人体内外气体交换的场所，即通过呼吸运动，吸入自然界的清气，呼出体内的浊气。日常生活中，肺脏好的人，呼吸顺畅，不容易受邪气的侵扰；肺脏不好的人，则容易生病、衰老，每逢伤风受寒，往往会引发感冒、咳嗽等疾病和症状。因此，养好肺至关重要。

全书共分以下几部分：绪论部分主要介绍养肺常识，让您了解肺的功能、养成养肺护肺的好习惯；第1章，主要介绍养肺对气色的良好作用，并给不同人群养肺提供指导方案；第2章，介绍养肺护肺的特效食物，并搭配护肺食谱，让您吃出健康，吃出免疫力；第3章，针对几种肺部常见疾病，介绍详细的防治方案，使您肺部不受伤；第4章，介绍四季养肺妙法，针对不同的季节，献上养肺防病高招；第5章，介绍适合肺部养生的特效运动，简单易学，不费时，足不出户就能轻轻松松养好肺；第6章，介绍按摩、刮痧、艾灸、拔罐等传统中医理疗方法，使您揉揉捏捏就能养好肺；第7章，介绍养肺护肺的中医秘方和中成药，家庭常备这些药，可以抵抗病毒，调理身体不适。

祝愿在此书的关怀下，您和家人能掌握健康有效的养肺方法，从而使免疫力变得强大，让一切病毒绕道走！

目录

绪论 养生先养肺 不可不知的养肺常识

第1章 肺好，气色就好

第2章 养肺护肺怎么吃

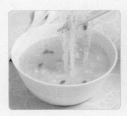 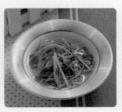 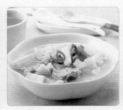 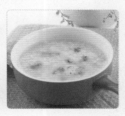

第3章 对症养肺保健康

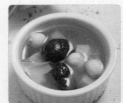
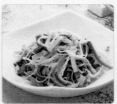

第4章 四季养肺法

第5章 做做运动就养肺

第6章 按按捏捏就养肺：按摩、刮痧、艾灸、拔罐

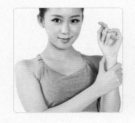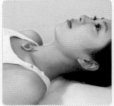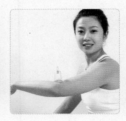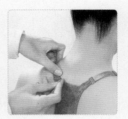

第7章 养肺清肺中医秘方

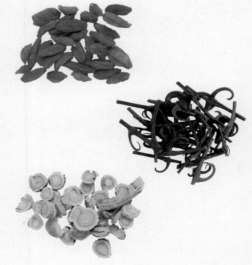

绪论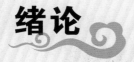

养生先养肺 不可不知的养肺常识

人体的中央空调——肺

明明白白你的肺

肺是人体最主要的呼吸器官，它位于胸腔内，膈的上方，纵隔的两侧，左右各一个，称为左肺和右肺。肺上通喉咙，受到肋弓的保护，是人体内重要的器官之一。肺的形态可分为：

肺尖　肺上端钝圆称肺尖，与胸膜顶紧密相贴，向上经胸廓上口突入颈根部，与上纵隔内的脏器相毗邻。

肺底　又称膈面，位于膈肌之上，膈肌的压迫使肺底向上凹陷呈半月状，由于肝右叶位置较高，右肺凹陷更为明显。

肋面　肋面较为隆突。由于肋骨的压迫，形成斜行的浅沟称为肋骨压迹，最上方的第一肋骨压迹尤其显著，可以作为肋面与肺尖的分界线。

纵隔面　与纵隔相接触，因为心脏的压迫，形成凹陷的心压迹，左肺的心压迹与左心室的前面、左面，左心耳动脉圆锥的前面及右心室的一部分相接触，右肺的心压迹与右心耳的前面，右心房的前面、右面及右心室的一部分相接触。

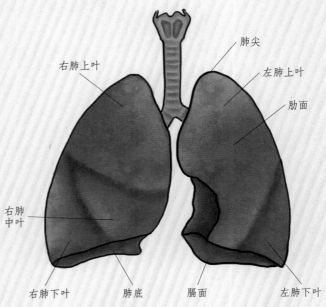

右肺上叶　肺尖　左肺上叶　肋面　右肺中叶　右肺下叶　肺底　膈面　左肺下叶

为什么要注意养肺

大家都知道，生命在于呼吸。关于呼吸，我们目前查到的吉尼斯世界纪录为：水下闭气——22分22秒。将人体所需的氧气带进体内，以及把体内的二氧化碳排出体外这一工作正是肺通过呼吸运动来完成的。所以，一旦肺的通气功能和换气功能发生障碍，就会引起缺氧和二氧化碳潴留，轻则影响正常的生活和工作，重则发生呼吸衰竭，危及生命。

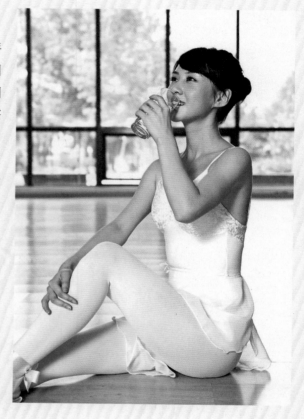

肺作为人体最重要的器官之一，却很容易受到内外因素的损害。现实生活中，越来越多的环境污染都在侵害着肺，使肺内充满毒素，致使呼吸系统功能降低、免疫功能下降，从而引发许多肺脏疾病，进而影响了我们的正常工作、学习和生活。所以，提高人们健康质量的关键就是养好肺。

中医眼中的肺

中医称肺为五脏六腑之"华盖"，是因为肺覆盖在五脏六腑的上面，又能宣发卫气于体表，具有保护诸脏免受外邪侵袭的作用。然而，因为肺与其他四脏不同，肺不仅居胸中，且处于五脏之高位，诸邪入侵，必先犯肺，所以肺又被称为"娇脏"。肺居高位，又能行水，所以被称为"水之上源"。肺在五行中属"金"，肺与大肠相表里，与自然界的秋天相通应。肺在体合皮，其华在毛，肺能输布津液给皮毛，使皮肤润泽，使抵御外邪的能力增强，这是大多数爱美女士的追求。如果肺气不能宣散精微至皮毛，人不但不会美丽，还会容易感冒、抵抗力降低。

肺有哪些功能

1.肺主气，司呼吸

肺主气　人体气的生成，主要依赖于肺吸入的清气和脾胃运化的水谷精气。

司呼吸　肺通过吸入自然界的氧气（清气），呼出体内的二氧化碳（浊气），从而完成体内外气体的交换，保证人体正常的新陈代谢。

2.肺主宣发、肃降

肺主宣发　经过汗孔排出体内的浊气；将脾所转输来的水谷精微（相当于体内的营养物质）和津液散布到全身，内至经络脏腑，外达皮毛；保卫机体，抵御外邪，调节腠理，将汗液排出体外。

肺主肃降　吸入自然界清气；促进气的下降运行，将吸入的清气和由脾转输至肺的水谷精微和津液向下散布；将肺和呼吸道内的异物肃清。

3.肺主行水

通过肺的宣发作用　肺不仅能将津液和水谷精微布散于周身，还能调节汗液的排泄。

通过肺的肃降作用　肺可将体内的水液不断向下输送，经肾和膀胱的气化作用，生成尿液而排出体外。

4.肺朝百脉，主治节

肺朝百脉　全身的血液通过血脉汇聚于肺，通过肺的呼吸，完成气体交换，重新输送到全身。

肺主治节　可称为肺的治理和调节作用。肺具有调节呼吸、全身气机、血液运行、津液代谢的作用。

5.肺开窍于鼻

肺和则鼻能知味　肺主呼吸，鼻就好比肺的小哨兵，为呼吸道的最上端，为肺通风报信，具有通气和主嗅觉的功能，需要肺气的作用来维持。如果鼻子感觉到邪气，就会通报给肺；如果肺有病了，鼻子也会有所反应。

外界环境对肺有哪些影响

前面我们讲过，肺为"娇脏"。因此，外界环境容易对肺造成伤害，影响肺的正常生理运作。哪些环境因素会对肺造成伤害呢？

1. 季节的变化容易使肺部"受伤"

中医认为，肺叶娇嫩，不耐寒热燥湿，而肺又和外界相通，外邪很容易伤肺，其中秋冬季节燥邪引起的肺部问题最多见。肺燥最容易伤津，肺津受了伤、肺缺少了滋润，就会造成咳喘、气虚、气短和唇、舌、咽、鼻干燥的现象，时日一长，则会影响肺的正常生理功能。

2. 现代生活环境中的物质，处处都在伤害肺脏健康

国外研究指出，复印机等现代办公设备，会散发出对人体有害的气体，可能会造成呼吸困难。长时间在这种环境下工作，还会导致肺部疾病的发生。

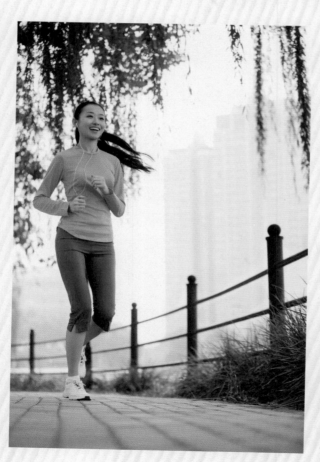

对于家庭主妇来说，长时间接触厨房的油烟，也会给肺部带来很大的伤害。高污染工厂向大气中排放的二氧化硫等有害气体，对肺部健康的威胁也十分大。

3. 污染日益严重的空气

在都市里生活的人群，谁都无法避免污染日益严重的空气，大面积笼罩的雾霾，会给脆弱的肺部带来很多伤害。因此，我们除了改变生活习惯外，只有加强肺部健康调理，才能够增强肺部的抵抗能力。

五脏和谐，肺才健康

肺与大肠：表里相应

中医学经常说"肺与大肠相表里"。那么，表里究竟是一种什么状态呢？表里是一种关系，就好像有的夫妻，丈夫主外，妻子主内。则肺为里，为妻；大肠为表，为夫。肺与大肠在病理上的相互影响，表现为肺失宣降和大肠传导功能失调。

中医称大肠为"传导之官"，是水谷精微运化转输后，糟粕贮存传导的地方。大肠与排便有关，如果大便不顺畅或无力排除，或者有其他问题，实际上是气出了问题。这个气就是肺气，肺气下达，气行大肠，能够有节奏地推动糟粕沿着大肠管道向下传导。所以，有一些咳嗽、哮喘、胸痛等肺部不适的人，中医常用通大便的方法调理。

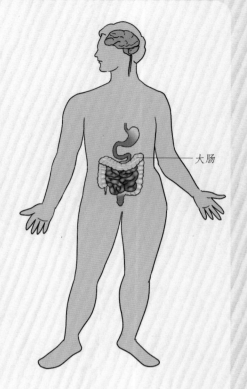

——大肠

补肺又润肠的食物

蔬菜	水果	谷类	肉类	水产	其他
大白菜	梨	大米	鸭肉	泥鳅	杏仁
莲藕	甘蔗	糯米	兔肉	鲫鱼	蜂蜜
菜花	香蕉	薏米	鸽肉	平鱼	核桃

肺与心：相互为用

　　生活中，心和肺的密切关系，常常挂在我们嘴上，比如"没心没肺""撕心裂肺"，由此可见心和肺的特殊关系。中医讲，心主血，肺主气。这实际上是气和血相互依存、相互作用的关系。

　　肺气与心血相互为用，在补气的同时也在补血，两者是互通的。中医在补益肺气时经常搭配补益心血的药物，如当归、红枣等，这是因为血能旺气。同样，心血亏耗日久，也会导致肺气亏虚，所以在治疗心血不足的病症时，在补益心血的同时还会加上补益肺气的药物，如太子参、黄芪等。

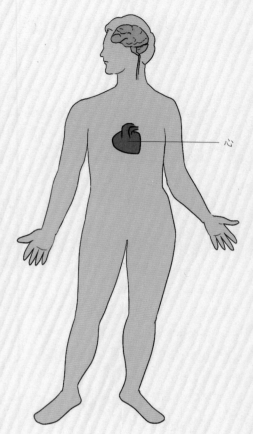

心

养肺又养心的食物

蔬菜	水果	谷类	肉类	水产	其他
胡萝卜	红苹果	红豆	猪瘦肉	鲤鱼	豆浆
西红柿	山楂	玉米	羊排	牡蛎	牛奶

肺与脾：母子相生

从五行关系来讲，脾为土，肺为金，土生金。中医学认为，脾土（胃）消化食物，吸收营养后为肺（金）提供能量，就是所谓的土生金，又称作脾肺相生。

脾气虚会使肺气不足，也就是"土不生金"，在治疗上用"培土生金"的办法。在秋天，适合用补脾的办法养肺，达到少感冒、少得肺病的目的。

脾肺均能调节水液代谢，若脾虚不运，水湿不化，出现久咳不愈，痰多而稀白之候，病象多表现在肺而病本却在于脾。所以，临床上治疗痰饮咳嗽，以健脾燥湿与肃肺化痰同用。

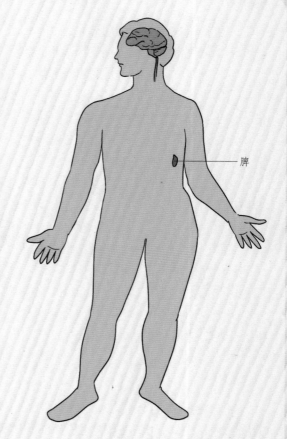

脾

补肺又健脾的食物

蔬菜	水果	谷类	肉类	水产	其他
韭菜	柠檬	黄豆	牛肉	黄鱼	山药
菠菜	橘子	小米	鸡肉	鲢鱼	大枣

肺与肾：金水相生

从五行的关系讲，肺属金，肾属水，金能生水，水为金子，又称为肺肾相生。肺吸入的自然界清气是后天之气的主要组成部分，肾精所化生的元气是先天之气的主要成分。后天之气可以养先天，先天之气可以促后天，一先一后，相互滋养，可以通过补益肾气达到补肺气的目的。

中医认为肾为气之根，肺为气之主。肾精充摄，有利于肺的肃降；肺气的肃降也利于肾的纳气。如果肺肾呼吸功能受到影响，可以出现气喘、气短等。

肺肾两脏同主水液代谢。两者必须相互配合，才能共同完成水液代谢。

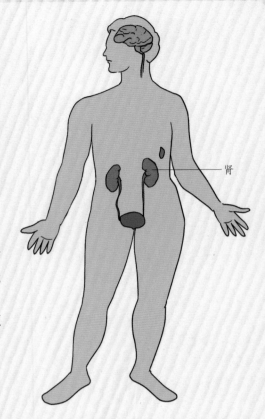

肾

润肺又补肾的食物

蔬菜	水果	谷类	肉类	水产	其他
荸荠	葡萄	薏米	鸭肉	墨鱼	白果
冬瓜	菠萝	玉米	乌鸡肉	海参	枸杞子
西葫芦	木瓜	小米	鸽肉	虾	冬虫夏草

肺与肝：金木相克

从中医五行的关系讲，肝属木，金克木。肝火会犯肺，这是肝肺相克的一个表现。肝火犯肺多会造成咳嗽、咯血。肝火主要来自哪里呢？中医认为，肝火主要来源于不良情绪。所以，控制情绪是最重要的。除了情绪，同时要注意休息，防止过度疲劳，因为身体劳累，也会使人情绪不稳而易怒。平时，少吃辛辣、煎炸、过酸、过腻的食品。

此外，肝主升，肺主降，两者一升一降，相互协调，共同维持全身气机的升降平衡。有升有降才能动态平衡，肝肺气机的升降运动对全身的气机活动、气血循环起着重要的调节作用。

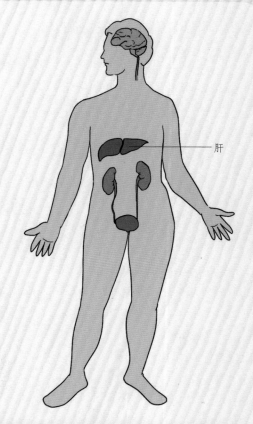

肝

补肺养肝的食物

蔬菜	水果	谷类	肉类	水产	其他
芹菜	香蕉	糯米	猪肝	虾	橄榄
油菜	苹果	绿豆	鸡肉	带鱼	枸杞子

哪些人容易得肺病

据统计，每年有超过 1.6 万人死于和工作相关的肺病。在生活中，有 4 类人最容易患肺病，这些人有必要掌握独特简单的护肺方法，以减少肺部疾病的暴发和风险，保护自己的肺部健康。

经常熬夜的人

中医认为，熬夜是暗耗阴液的一个过程。长期熬夜，体内阴液会慢慢被消耗，导致阴虚体质加重。这时则很容易跟肺结核打上交道，而肺结核患者熬夜则会加重病情。

护肺方法：要预防肺结核，一定不要熬夜。如果因为工作原因等不得不熬夜，那么请及时补充"阴液"，适当吃些补阴虚的食物，如鸭肉、黑鱼、荸荠、枸杞子、百合、海蜇、金针菇等，可经常交替选服。

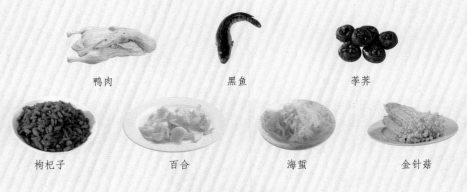

鸭肉　　　　　　　　黑鱼　　　　　　　　荸荠

枸杞子　　　　　百合　　　　　海蜇　　　　　金针菇

经常熬夜者首选食物

建筑工人

在建筑工地吸入大量粉尘的建筑工人有患肺癌、肺间皮瘤和石棉肺等疾病的风险。医学界人士表示，二三十年前从业的建筑工人最让人担心，因为当时还没有禁止使用含有石棉的建筑产品。

护肺方法：当你在旧建筑周围工作的时候，穿防护服，戴口罩，或者避免吸烟都是有助于保护肺部健康的办法。

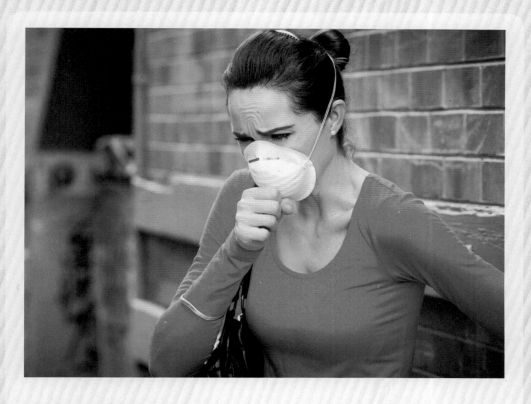

制造业从业者

　　工人们直接接触粉尘、化学品和气体，这便加大了患慢性阻塞性肺病的风险。在食品加工厂，一种用于微波爆米花、某些葡萄酒以及速食中的矫臭剂成分——双乙酰，对肺部功能有破坏作用，有时甚至会导致闭塞性细支气管炎。

　　护肺方法：一个最简单的办法就是，当你将双乙酰放入大锅中混合时，须将盖子盖上，并戴上过滤面罩。

酒吧从业者

　　在烟雾重重的房间中调制饮料的服务员患肺部疾病的可能性最大，尤其是在他们多年来经常呼吸二手烟的情形下。当今，很多国家的餐厅和酒吧禁止人们吸烟，这提高了在这部分工作领域从业人员的健康水平。研究表明，那些已禁止吸烟的城市的酒吧服务员的呼吸系统健康有了改善。

　　护肺方法：倘若你是在允许吸烟的酒吧中工作，保持良好的通风能够对你的肺部健康有帮助。

这些情况会伤肺

饮水不当可伤肺

由于快节奏的生活，大多数人的饮水量明显不够，很多人常常是口渴了才喝上一杯水，以至于很多人都有口干舌燥、嘴唇干裂的情况，这其实是伤肺的表现。中医认为，肺主呼吸，而要保持呼吸顺畅，则需要充足的水分来濡养肺脏。

科学研究告诉我们，成人每天应该喝 2000 ~ 3000 毫升水，相当于 7 杯左右，才能达到很好的养肺效果。每天 7 杯水，听起来很简单，但坚持下来也不是件容易事。现在为大家推荐一个"喝水时间表"，帮你轻松达到"饮水指标"：

饮水时间	注意事项
6：30	经过一夜的睡眠，身体已经缺水了，起床前先喝 250 毫升水，不仅能给肺脏以充足的水分，还可以帮助肾脏及肝脏解毒
8：30	清晨从起床到办公室的过程，身体就会出现缺水现象，所以到了办公室后，先喝一杯至少 250 毫升的水
11：00	工作一段时间后，再喝下第三杯水，以补充流失的水分，放松紧张的工作情绪
12：50	用完午餐半小时后，再喝一些水，能够加强身体的消化功能
15：00	喝一杯水，可以提神醒脑
17：30	下班前，再喝一杯水，缓解一下全天的紧张工作，使肺的呼吸保持均匀
22：00	睡前喝上一杯水，不过别一口气喝太多，以免夜晚上洗手间次数多而影响睡眠质量

另外，需要注意的是，喝水超量也会损伤肺脏。中医认为，"肺居五脏六腑之巅，形如华盖，其气以下行为顺"。如果超量饮水，就会超出肺的肃降和宣发功能，导致水液积聚、肺气停滞不下，这样一来，肺的功能就会受损。所以，一天喝 7 杯水就够了。

经常吸烟会伤肺

大家都知道，香烟对人体健康的危害很大。它对肺部的影响主要体现在：香烟点燃后产生的烟雾中含有几十种有害物质，包括一氧化碳、尼古丁等生物碱。这些有害物质被吸入人体后，会大大增加肺癌的发生率，每日吸烟的量越多、吸烟的时间越长，那么离肺癌就越近；长期吸烟会导致慢性气管炎和支气管炎的形成。因此，要让你的肺没有麻烦，就要努力扔掉手中的香烟。

在戒烟的过程中，还可以用下面这个食疗方来预防烟源性疾病，呵护您的肺健康。

川贝雪梨猪肺汤

原料：猪肺 120 克，川贝 9 克，雪梨 1 个。

做法：

将猪肺洗净切片，放沸水中煮 5 分钟，再用冷水洗净，沥干水分；将川贝洗净打碎；雪梨连皮洗净，去蒂和梨心，梨肉连皮切成小块。各物全部放到沸水锅内，小火煮 1 小时出锅即可。

用法用量：吃梨、吃肉、饮汤，随量饮用。

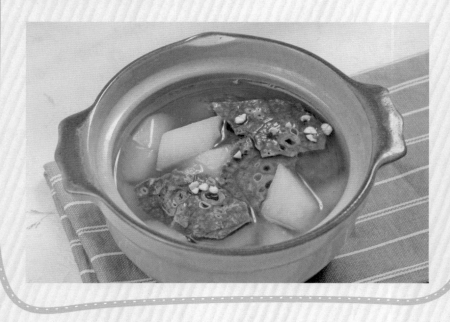

上火也会克肺气

《黄帝内经·素问》中说："南方生热，热生火。"所谓"上火"，指的是机体内过热，人的全身或局部出现的显著热象。人的内热过重和季节关联很大，夏季人体容易生火。

由于夏季属"火"，对应在人体，阳亢火气就大，阴阳不平衡时，阴液消耗过多，五脏六腑就容易生"火"，会导致生理功能失调。上火可能会损伤肺气，出现咽喉疼痛、咳嗽、流鼻血、大便干燥等。

炎热的夏季，很多人喜欢待在空调房里，这样其实并不好。因为冷气会刺激人体汗腺收缩，堵塞内火向外释放的渠道。中医认为，火盛会耗伤肺阴，从而导致肺阴虚火旺。"肺火"重者多干咳、无痰或痰少而黏，有时痰中带血、潮热、盗汗、手足心热，并伴有失眠、口干、声音嘶哑等症状。

在夏季，可以喝清肺火的白茅根茶。用 10 ~ 15 克白茅根煎水饮用，可以清肺降火、凉血止血。

经常生气会伤肺

据美国哈佛大学公共卫生学院的研究人员发现，肺功能会随着年龄的增长逐渐下降，且生气和敌对情绪会加速这一过程。

该学院对 600 多名年龄在 45 ~ 86 岁的男性进行了长达 8 年的研究。每年，研究人员要做两次测试。每次，研究人员都会记录下受访者在生气过程中的 3 次肺活量。排除吸烟等因素后，研究人员发现，生气会对肺功能产生消极影响。

人生气的时候，情绪发生冲动，呼吸就会变得急促，甚至出现过度换气的现象。肺泡不停地扩张，没时间收缩，也就得不到该有的休息和放松，从而危害肺的健康。

所以，平时应该努力克制自己的情绪，尽量不要生气。生气时，可以专注、深入而缓慢地呼吸 5 次，让肺泡得到充分休息。

悲伤忧愁会伤肺

中医认为，"肺在志为忧""忧思伤肺"，过于忧愁的人往往容易患肺部疾病。众所周知，《红楼梦》里的林黛玉，就是由多愁善感导致的体弱多病，她的肺病和她的性格有很大关系。汉字这个"愁"，就由一个秋天的"秋"和一个"心"组成，意为秋天的心即忧愁。中医讲，五脏和季节相对应，肺对应的是秋天。忧愁这种情绪，也是和肺联系在一起的。

悲伤忧虑过度会使肺气受损，肺脏虚弱就会出现咳嗽、气喘等症。反过来，肺气虚弱的时候，人对外界刺激的耐受度会降低，容易产生悲观、自卑、心理负担过重等情绪。每天高兴欢笑，放宽心态，肺自然就健康了。

花香怡人，当心肺受伤

很多人都有用植物装饰居室的习惯，几盆绿植就能给室内带来生机。但是，也并非任何植物都可以搬进房间，在家中摆放植物也是一门学问。有些花卉和植物散发出来的一些异味和废气，会损伤人体肺部，影响人的健康。那么，在生活中，哪些植物不宜放在室内呢？

含羞草：含羞草体内的含羞草碱是一种有毒物质，这种毒素接触得多，会引起眉毛稀疏、头发变黄，甚至脱落，还会损伤人的皮肤。

夜来香：夜来香香味浓烈，它的香气中夹杂着大量散播强烈刺激嗅觉的微粒，闻后会产生憋闷难受的感觉。长期将它放在室内，还会引起头昏、咳嗽，甚至引发失眠、喘息。

滴水观音：滴水观音茎内的白色汁液有毒，滴下的水也有毒，误碰或误食汁液，常会引起咽部和口部不适。

紫荆花：紫荆花的花粉有致敏性，它所散发出来的花粉，倘若人接触过久，会诱发哮喘或加重咳嗽。因此，有哮喘病人的家庭不要种植紫荆花。没有这类患者的家庭，也尽量不要种植紫荆花。

简单几招，检测自己的肺功能

1. 时常咳嗽，而且每次都有痰。嗓子干燥，有异味感，牙齿变黄。
   A.是　　　　B.不一定　　　　C.不是

2. 跟同龄人相比，比较容易出现胸闷、气短症状。
   A.是　　　　B.不一定　　　　C.不是

3. 时常感觉口干舌燥，有时会出现短促而剧烈的咳嗽。
   A.是　　　　B.不一定　　　　C.不是

4. 发现自己记忆力有所减退，注意力难以集中，情绪烦闷不安，总是觉得疲劳并有欲睡的感觉。
   A.是　　　　B.不一定　　　　C.不是

5. 年龄在40岁以上，现在吸烟或者曾经吸烟。
   A.是　　　　B.不一定　　　　C.不是

评分标准

选A得2分　　选B得1分　　选C得0分

测试结果

＊3分及以下：肺功能基本没问题。

＊4～8分：肺可能有问题，应该引起注意。

＊9分及以上：肺很可能存在问题，有必要做深入检查。

第 **1** 章

肺好，气色就好

好气色，肺做主

补气重在补肺

"气色"这个词大家耳熟能详，从中医养生角度来说，"气色"常用来衡量人的身体状况，与人体的健康密切相关。"气"在中医学中指的是先天的元气和脏腑经络之气，由肾中精气、脾胃水谷之气和肺中清气等组成，在全身各处分布。"色"指的是人的外表相貌，所谓"有诸内，必形于外"，内在的气与外在的色是有联系的。所以，曾国藩才说："人以气为主，于内为精神，于外为气色。"一个人的身体好坏、体内气是否充足，可以从外表的脸色中窥知；而一个人的脸色要好看红润，最根本的就是要补气。

提到补气，不可忽视的就是补肺气。因为中医认为肺合皮毛，就是说，肺脏通过它的宣发作用将水谷精微输布于皮毛，以滋养周身皮肤、肌肉。

肺与大肠相表里，如果肺功能失调，那么大肠也可能传导失常，致使排便困难。便秘又会影响人体排毒，毒素在体内越积越多，各类毛病都会接踵而来。不仅如此，肺气不足还容易引发风疹、过敏等病症，如果肺热上升，就会引发痤疮、酒渣鼻、银屑病等症状。

所以，要想滋养肺脏不生病，千万别忘了补肺气。尤其季节变换之时，比如冬春之交，或者秋冬时节，天气干燥寒冷，正是肺容易受侵扰之时，此时更应选用一些补肺润燥的食物，以滋养自己的肺脏。

当然，一个人的肺气强弱，不但与饮食习惯相关，还与生活习惯相关。所以，要注意养成规律的生活，摒弃抽烟、熬夜等不良的生活习惯。

护肤先要养好肺

中医认为，人体的组成外有皮、脉、肉、筋、骨，内有五脏六腑，以及经络、气血的纵横联系，形成了一个有机整体。因此，皮肤与脏腑有密切的关系，尤其与肺的关系十分密切。

肺在体合皮，其华在毛。人体通过肺气的宣发和肃降，使气血津液得以布散全身。如果肺功能日久失常，则肌肤就会干燥，面容憔悴而苍白。肺虚的人，皮肤干燥而没有光泽、面容憔悴。此时若能做好养肺工作，就能够活化皮肤，使皮肤光亮。下面介绍几种补肺气滋润肌肤的方法：

1. 面部自我按摩。 先用两手拇指外侧相互摩擦，有热感时用两拇指外侧沿鼻翼两侧上下摩擦60次左右，每天1～2遍，有增强肺功能的作用。

2. 呼吸法。 找室外空气清新的地方，两脚分开，与肩同宽，两手掌一上一下相叠，掌心向上，放于脐下3厘米处，两眼平视前方，全身放松，吸气于胸中，收腹，再缓缓呼气，放松，再吸气、呼气，如此反复，持续20分钟。

3. 皮肤吸水法。 秋冬两季干燥多风，皮肤表面水分蒸发较快，所以洁面后不能马上擦干，可以用手轻拍面部皮肤，让水自然渗入皮肤，皮肤就能够多吸一些水，然后再做皮肤护理。

4. 预防便秘法。 干燥季节，人容易出现便秘。中医认为"肺与大肠相表里"，因此便秘也会让皮肤出现问题，如皮肤干、长痘痘等。建议每天早上喝1杯淡盐水，晚上喝1杯蜂蜜水，可预防皮肤干燥、便秘。

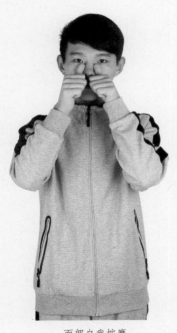

面部自我按摩

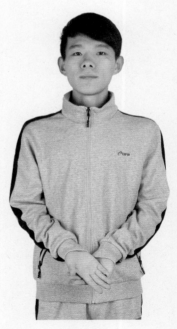

呼吸法

脸色发白，肺气不足惹的祸

健康人的脸色是白里透红，经常不出门在家里待着的人皮肤白，可病态白是色如白蜡。面色白是气血虚弱不能荣养机体的表现。阳气不足，气血运行无力，或耗气失血导致血脉空虚。《黄帝内经》中记载，肺属金，对应白色。所以中医认为，面色发白，有过敏体质的人，往往肺不好、抵抗力差，呼吸系统容易有问题。

肺气不足，不但会影响皮肤的光鲜度，还会引发各种病症。肺功能一旦失调，五脏六腑的功能也会受阻碍，从而影响身体健康。所以，面色发白、气短无力的人，要好好调养自己的肺脏。西洋参茶、燕窝等，都是补肺气的良方。

在饮食调养方面，补肺的食物首选白色，按照中医理论，白色入肺，比如银耳、白豆、山药等；此外，还有一些清肺补肺的食物，比如百合、鲜藕、猪肺、海蜇、枇杷、无花果等。有条件的还可以适当用些药膳，如清炖水鸭、百合、甲鱼、生地、北芪、猪肺、党参等，或者用淮山、北沙参、麦冬、五味子煲汤，再加蜂蜜水调和，常喝有益于补肺气。

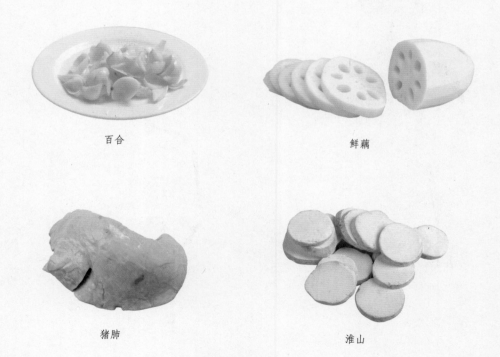

百合

鲜藕

猪肺

淮山

脸上长痘痘，肺热在作怪

　　脸上长痘痘是年轻女孩子最烦心、苦恼的事情，应该找出原因尽量避免。脸上长痘痘有多种原因，通常来说，右脸颊长痘痘是肺中有热及肺部有炎症的反映。如果肺火上升，经常喉咙干燥、痰多咳嗽，右脸颊时常会长痘痘。

　　肺热型痘痘是丘疹状的，就是一个一个的小痘，平时容易口干、心烦，舌苔很黄，这是典型的上火症状。这种情况下，要注意饮食和情绪调理，应该禁食易敏感食物，停止吃海鲜和芒果、酒类食物等，这类食物会让你的气管、支气管、肺部更加不适。这种痘痘通常在秋天出现，而且多伴有咳嗽、咽痒、咽痛、有痰的症状。这种情况下，降火可以滋补润肺为主。上午 7 ~ 9 点是肺经最强的时间，在肺最有力的时候可以做些有氧运动，比如慢跑，这能强健肺功能。肺最脆弱的时间是晚上 9 ~ 11 点，建议晚饭后口中含一块梨，睡前再吐掉。润肺去痘适合吃百合，这对保养皮肤是很好的食品。下面推荐两个有效祛除脸颊痘痘的小方法，希望能对大家有帮助。

白芷祛痘法

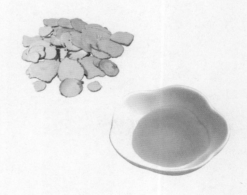

材料： 几片白芷，一匙蜂蜜，少量清水。

用法： 先将适量白芷磨成粉，再用清水或蜂蜜调和，然后涂在脸颊两侧长痘痘的部位。

功效： 消炎祛痘、美白肌肤。

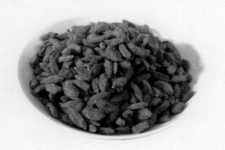

枸杞子祛痘法

材料： 取枸杞子数颗。

用法： 将枸杞子打烂后涂在面部，像平时涂面霜一样涂在脸颊两侧，每天涂 1 ~ 2 次。

功效： 清肺火、去痘痘。

酒渣鼻——肺热的熬煎

　　酒渣鼻俗称红鼻子。主要特征是鼻部发生暗红色斑片，其上有毛细血管扩张和丘疹脓疱。中医认为，酒渣鼻多是因为饮食不节制，肺胃的积热在体内散发不出去，又遭致风邪感染，邪热在鼻部瘀结所致。患者应及时调治肺胃疾病，饮食方面避免进食能使面部皮肤发红的食物，比如辣椒、姜、芥末、酒、咖啡等刺激性食物；少吃油腻性食物，比如动物油、肥肉、油炸食品等，从而减少皮脂分泌。多吃一些富含维生素 B_6、维生素 B_2 及维生素 A 的食物。下面，推荐两款适合酒渣鼻患者食用的饮食疗法：

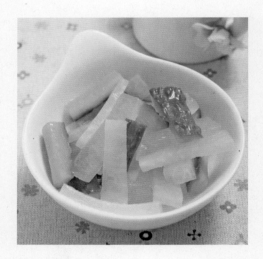

腌三皮

材料：西瓜皮150克，冬瓜皮200克，黄瓜300克，盐、鸡精各适量。

做法：将西瓜皮的蜡质外皮刮去，洗净；将冬瓜皮的茸毛外皮刮掉，洗净；黄瓜去瓤，洗净。将以上三皮混合煮熟，等冷却后，切作条状，放置在容器内，加入盐、鸡精，腌渍10小时即可食用，连续食用疗效显著。

功效：清热利肺，适用于酒渣鼻。

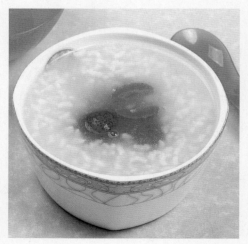

山楂粥

材料：干山楂20克，粳米50克。

做法：将上述两味材料洗净加水煮成粥，每日食用1次，连吃7日。

功效：清肺热、去实火。

〖为不同人群打造的养肺高招〗

儿童：预防感冒和肺炎

许多儿童因为自身免疫调节能力较低，肺脏功能较弱，大多面色苍白。换季的时候，这些孩子经常会有感冒、咳嗽等呼吸道疾病。病情很容易沿着呼吸系统下行，容易高发气管炎、支气管炎、肺炎等疾病。孩子一生病，最操心的是家长，搅得全家不安。所以，要想让孩子少感冒少生病，脸色变得红润光滑，就要重视养肺。

1. 多喝水去肺热

许多孩子在春夏之交、秋冬之交时会出现咽喉干疼、呕吐黄痰、鼻塞、流黄涕、口干发热等症状，这就是常见的"肺热"现象。中医认为"肺喜润而恶燥"。因此，孩子养肺最好的办法是积极补充水分。晨起让孩子喝一杯水很重要，因为经过一夜的睡眠，皮肤蒸发、排尿及口鼻呼吸，已经有不少水分流失掉了，及时补充水分，可有效改善孩子肺部干燥。

2. 多运动增强肺功能

早上8点左右养肺最好，春夏两季，家长早晨可带着孩子参加有氧运动，如步行、慢跑等。让孩子在清新的空气中做深呼吸，以排出体内废气，给身体注入新鲜空气。

3. 多观察，有效防肺炎

孩子刚开始咳嗽、流鼻涕，还有点发热，很多家长都分不清这是普通的感冒还是肺炎。儿科专家指出，和普通的感冒咳嗽相比，肺炎患儿的咳嗽声音更为剧烈、频繁，而且有痰，家长们如果发现宝宝的嗓子里总有呼噜呼噜的带痰声，很有可能是肺炎。另外，肺炎患儿即使退热也没精神，而且烦恼易怒、食欲下降，而普通发热的孩子热退之后就会有精神。儿科专家提醒，孩子感冒发热一般3天左右会好转，如果发热时间持续了5～7天，家长定要带孩子到医院去检查一下。

女性：吃好"四宝"就养肺

"肺主皮毛，其华在表。"肺部保养好，人才显得脸色好、皮肤好，对于爱美的女性来说更是如此。女性想要美容养颜，使自己芳容常驻，就要掌握有护理肌肤作用的养肺方法。在干燥的季节里（以秋季为主）多吃滋阴润肺的食物，以滋润皮肤、补充水分。下面介绍女人润肺的"四宝"，经常食用不仅可以润肺去燥，而且有美容功效，所以可以多吃一些。

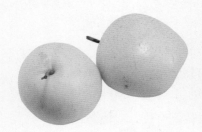

梨

干燥的季节多吃梨，对气候干燥引起的干咳、口渴、便秘效果不错。很多歌唱演员保护嗓子的秘诀就是每天饮用鲜梨榨汁滋润喉咙。梨可以生食，也可以榨汁食用。

芝麻

中医认为，芝麻可以"补五内、益气力、长肌肉、填精益髓"。芝麻有养阴润燥、养血的作用，对皮肤粗糙、干燥有很大的改善作用，经常食用芝麻，会使皮肤更加白皙光泽。

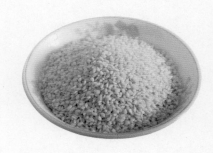

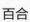

山药

山药具有滋阴养肺功效，可以调整代谢、润肤、通肠。山药淀粉含量低，将它当成主食不易发胖，女性食用有减肥功效。

百合

百合除含有淀粉、蛋白质、钙、维生素 B_1、维生素 B_2、维生素 C 等营养素外，还有特殊的营养成分。这些成分综合作用于人体，不仅有不错的营养滋补功效，而且对秋季因气候干燥而引起的多种季节性疾病有较好的防治作用。

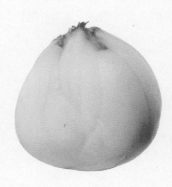

上班族：吃好早餐就养肺

如今，快节奏的生活，紧张忙碌的工作，使很多上班族对早餐都是草草应对，还有很多人没时间吃早餐。不吃早餐、不重视早餐质量，对人的肠胃、心肺都有不良影响，会影响人的身心健康。具体到养肺，合理均衡地搭配营养早餐，对肺脏的养护、预防肺部疾病不无好处。下面介绍几款有利于上班族保养肺部的早餐，供参考：

1. 酸奶 + 菜包 / 肉包 + 蔬菜

酸奶含有丰富的乳酸菌，有净化肠道的作用。但是酸奶不能早上空腹喝，最好和包子、馒头等搭配吃。如果是素包如香菇菜包等，营养就较为全面了；如果喜欢吃肉包，需要再补充些蔬菜、水果，或者用蔬菜汁、水果汁代替，最好喝鲜榨的。

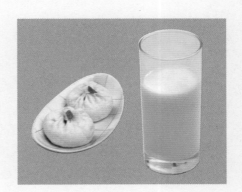

2. 养颜八宝粥

上班族如果有条件的话，可以头天晚上做好八宝粥，放入大米、红豆、花生米等，第二天早上热了吃，既便捷又护肤养颜。

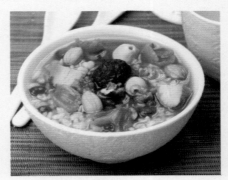

3. 糯米粥

原料：糯米 100 克，白糖适量。

做法：将糯米洗净放入锅中，加适量水，大火烧沸后改用小火慢慢煮，煮至米粒开花时，继续熬 10 分钟，加适量白糖即可。

功效：清肺、润肺。

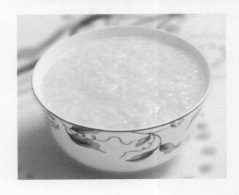

吸烟族及二手烟吸入者：戒烟、改善饮食

吸烟是导致心肺系统疾病和肺癌的重要因素。很多烟民为吸烟找理由，说某某名人吸烟也能长寿，但他们看到的只是一个个体。有研究证明，吸烟的人比不吸烟的人患慢性阻塞性肺部疾病的概率高 2 ～ 4 倍，得肺癌的概率高 4 ～ 6 倍。据全国流行病学调查显示，中国内地有 3.5 亿烟民，每年死于与吸烟相关疾病的人数超过 100 万。

二手烟对人的伤害也是非常大的。吸烟不仅伤害自己的健康，也会伤害被动吸烟的家人、朋友。有研究报告称，在吸烟场合的非吸烟者也会遭到烟雾的危害，这就是被动吸烟，或称二手烟。近年来，临床上患肺癌的女性越来越多，她们大多不吸烟，为什么也得肺癌，其中一个很重要的原因是她们的丈夫吸烟，或者经常和她们在一起的工作伙伴、领导吸烟，她们长期处于二手烟的毒雾之中。

既然吸烟严重影响了人的健康，果断扔掉手中的香烟，珍爱自己的健康已经势在必行。但吸烟这一种嗜好，一时改掉比较困难，因此，在没有成功戒烟以前，应该注意调整自己的食谱，来抵消香烟对身体的危害。另外，"二手烟民"也要注意调整饮食，增强身体免疫力，减少被动吸烟的危害。

润肺银耳汤

原料： 银耳 5 克，冰糖 50 克，枸杞子 6 克。

做法： 将银耳放入盆内，用温水浸泡 30 分钟，待其发透后将蒂头择去，将杂质拣去；将银耳撕成片状，放入洁净的锅内，加水适量，大火煮沸后，再用小火煎熬 1 小时，然后加入冰糖、枸杞子，直至银耳炖烂即可。

用法用量： 吃银耳饮汤，每晚 1 碗，长期坚持。

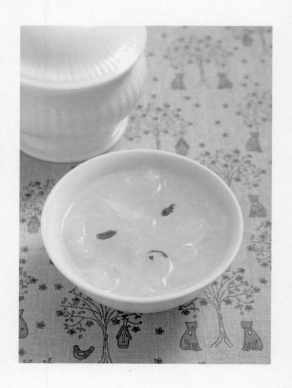

老人：做做小动作就养肺

《黄帝内经·天年》这样形容老人："八十岁，肺气衰，魄离，故言善误。"老人上了年纪，肺气就会衰弱，所以说话颠三倒四。肺气虚弱的老人，很容易出现感冒和咳嗽这一问题，如果经久不愈，还会引发其他严重疾病。所以说，老年人养肺很重要。那么，老年人该如何养肺呢？首先，要注意饮食，少吃辛辣的食物，适当多吃些百合、梨、萝卜、大枣、莲藕等；要多饮水，但宜少量多次，忌食寒凉食物。其次，可以做做下面的肺部保养小动作：

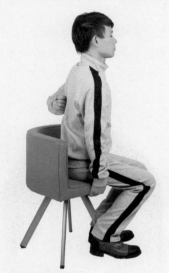

1. 捶背

端坐，腰背自然直立，双目微闭放松，一手握成空拳，反捶脊背中央及两侧，各捶3~4遍，捶背时要从下向上，再从上到下，沿脊背捶打，如此捶一遍，先捶背中央，再捶左右两侧。这种方法可以使胸中之气舒畅，打通脊背经脉，能够预防感冒，同时有健肺养肺的功效。

2. 摩鼻

将两手拇指外侧沿鼻梁、鼻翼侧上下按摩60次左右，然后按鼻翼两侧的迎香穴20次（迎香穴位于鼻唇沟与鼻翼交界处）。每天摩鼻1~2遍。这种方法能够使鼻子通窍，滤清杂质及粉尘物。

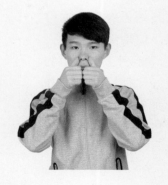

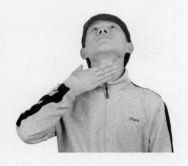

3. 摩喉

上身端直，坐立均可，仰头，颈部伸直，用手沿咽喉部向下按摩，直到胸部。双手交替按摩30次为1遍，可连续做2~3遍。这种方法可以利咽喉，有止咳化痰的功能。

【肺脏排毒养颜小方法】

微笑养颜排毒法

常言道："笑一笑，十年少；愁一愁，白了头。"笑使人健康长寿的作用是从养肺开始的。养肺的方法有许多，"笑"是最"廉价"、有效的一种。对呼吸系统来说，大笑可以使胸部扩张，人在笑中还能够不自觉地做深呼吸，调节人体的气机升降，清理呼吸道，使呼吸顺畅，还能够使肺活量扩大，改善肺功能。

中医认为"长笑宣肺"。笑不但能使人心情舒畅，还能保持心火不旺，让人心平气和，对肺很有好处。因为心属火，肺属金，火克金，所以火旺对肺脏很不利，心脏不好自然也会影响肺功能。笑能够使气机宣泄，使紧张的气氛消失，抑制悲哀的情绪。

笑能够消除疲劳，消除抑郁，缓解胸闷，使体力恢复。发自肺腑的微笑，能使肺气散布全身，使面部、胸部及四肢肌群得到放松。特别是清晨做锻炼的时候，如果能够开怀大笑，能使肺吸入足够的清气，将浊气呼出，加速血液循环，从而达到调和心肺气血、稳定情绪的作用。

所以，要保持肺部健康，就要学会笑对人生，可以多看喜剧片，听相声、看小品，多读笑话，使自己笑口常开，健康无忧。

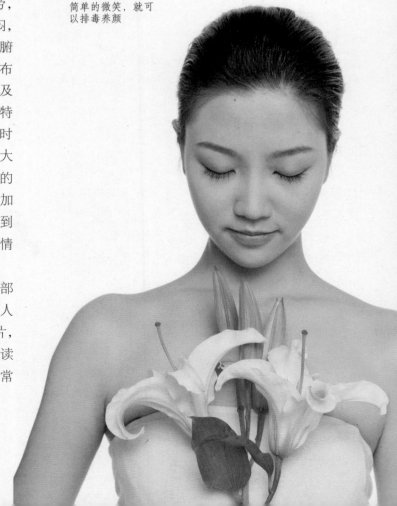

简单的微笑，就可以排毒养颜

养肺就是养命

36

唱歌宣通肺气排毒法

《难经》说："人一呼脉行三寸，一吸脉行三寸，呼吸定息，脉行六寸。"古人很早就用肺的呼吸来判定经络之气的运行。经络就是组织液流动的一种通道，肺的呼吸，是推动组织液流动的动力，也就是说，如果想加快经络之气的运行，需要从肺这方面考虑。这就是唱歌能养肺的道理。

唱歌的时候，基本呼吸方法是腹式呼吸法，腹部的肌肉得以充分利用，能够促进新陈代谢，同时也可以锻炼腹部肌肉。另外，使用腹式呼吸法的时候，横膈膜的活动能够调节空气的吸入和呼出量，肺容量增加，脂肪分解时所需的氧气便可以被充分吸收，有助脂肪的燃烧。同时，我们在唱歌的时候，呼吸会加快，有节奏地呼吸，这是由歌曲的节拍决定的。

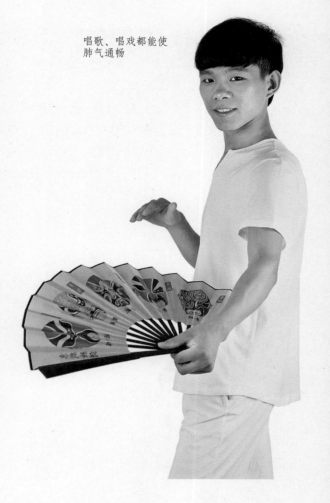

唱歌、唱戏都能使肺气通畅

寅时休息好，气色才美丽

寅时为凌晨 3 点到 5 点，这正是夜晚与白天交替的时候，也是肺经值班的时候。中医认为，经脉起始于肺，人体气机也始于肺经，全身的气血都要经过肺调配至全身。

寅时阳气开始生发，人体气血开始运行。如果寅时没有进入深度睡眠，则精气虚耗得厉害，就会加快衰老。又因为肺位于五脏的最高处，所以，气血运行的趋势总的来说是向下的。所以，在这个时候熬夜的人，头部气血不充足，会感觉十分困乏，难熬得很。可见，熬夜是违背人体自然规律，强迫阳气下行的过程。就算是身体强健的人，经常熬夜也会损害健康。所以，应该避免经常熬夜。

敲敲打打，排毒养颜

肺与大肠互为表里，肺经与大肠经是一个小的圆，两条经络一起敲打，既能够通便，又可以排毒养颜。

早晨5～7点气血流注大肠经，这通常是我们起床的时间，所以，起床后要喝一杯淡盐水或者蜂蜜水。然后，再敲打肺经和大肠经两条经络，敲打这两条经络可以治疗感冒。碰到鼻塞、打喷嚏、流鼻涕、头痛这些感冒症状一般都是呼吸系统出了问题，有空就敲打一下，手臂会有明显酸痛感，然后再按摩酸痛点，不知不觉感冒就会好了。

1. 敲打肺经

左手自然下垂，手心向前，用右手握空拳，自左肩窝的位置稍用力敲打，沿着手臂偏外侧一直敲打到拇指指端，在肩窝、肘部、拳根三个位置重点敲打。

2. 敲打大肠经

左手自然下垂，右手攥空拳敲打左臂大肠经，自食指外侧沿着手臂偏内的路线一直向上敲打到三角肌的位置，重点敲打的位置与肺经相同。

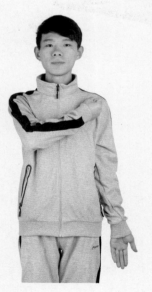

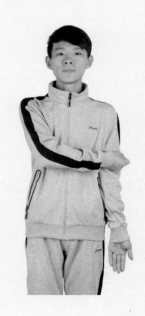

3. 面部美容排毒敲打法

用十个手指腹敲打整个面部，按照额头、眉骨、鼻子、颧骨、下巴的顺序拍打。再用手掌拍打颈部左前方，手法一定要轻。

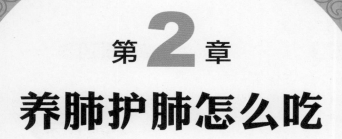

第**2**章

养肺护肺怎么吃

【养肺多吃白色食物】

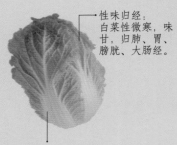

性味归经：
白菜性微寒，味甘，归肺、胃、膀胱、大肠经。

建议食用量：每日 300 ～ 500 克。

大白菜 清热润肺之佳品

大白菜古时又叫菘，栽培时间距今已经六七千年了，有"菜中之王"的美名。民间素有"鱼生火，肉生痰，白菜豆腐保平安"之说。大白菜的营养成分很丰富。富含胡萝卜素、维生素 B_1、维生素 B_2、维生素 C、膳食纤维以及蛋白质、脂肪和钙、磷、铁等，是补充营养、净化血液、疏通肠胃、预防疾病的佳品。

养肺功效

中医认为，白菜性微寒，味甘，具有养胃生津、除烦解渴、利尿通便、清热解毒等功能。白菜中所含的无机盐能够清热润肺，对于肺热咳喘有很好的疗效。

选购方法

1.看外表：优质的大白菜菜叶新鲜、嫩绿，菜帮洁白，包裹得较紧密、结实，无病虫害。

2.看黑点：挑选时，可以看看里面的几片叶子有没有黑点，如果有，就不宜购买。

食用人群

宜食人群	一般人均可食用，尤其适合肺热咳嗽、便秘、肾病患者多食，女性也应该多吃
不宜人群	大白菜性偏寒凉，胃寒腹痛、气虚胃寒、大便溏泄及寒痢者不可多食

食用宜忌

做熟的隔夜大白菜不能吃，因为其中含有致癌物亚硝酸盐，对健康不利。

最佳烹调方法

炒食、做汤、腌制。

搭配宜忌

✓ 豆腐 + 白菜
益气、清热、利尿

✓ 奶酪 + 白菜
预防感冒、舒缓情绪

✗ 兔肉 + 白菜
易致腹泻和呕吐

✗ 南瓜 + 白菜
破坏白菜中的维生素 C

益肺食谱

醋熘白菜

材料：白菜500克。

调料：盐、白糖、醋、水淀粉、葱末、植物油各适量。

做法：

1. 白菜帮洗净，切成条状，用盐腌渍，挤去水分待用。
2. 小碗内放入盐、白糖、醋、葱末、水淀粉调成料汁。
3. 炒锅放置火上，倒入植物油烧热，放入白菜，用大火炒熟后，调入料汁即可。

功效：适用于肺胃不好和便秘的人。

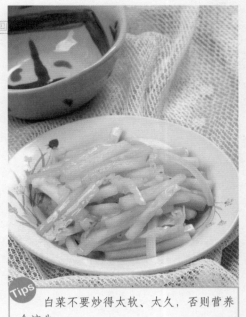

Tips 白菜不要炒得太软、太久，否则营养会流失。

白菜粉丝汤

材料：白菜100克，粉丝50克。

调料：盐4克，葱末5克，香油、鸡精各少许，植物油适量。

做法：

1. 将白菜择去老叶，洗净，切丝；粉丝剪成10厘米长的段，洗净泡软。
2. 锅置火上，倒油烧热，煸炒葱末至出香味，加入白菜丝稍加翻炒。
3. 倒入足量水、粉丝，大火煮开，加入盐、鸡精调味，熟后淋香油即可。

功效：滋阴润肺，助消化，促进排毒，减肥。

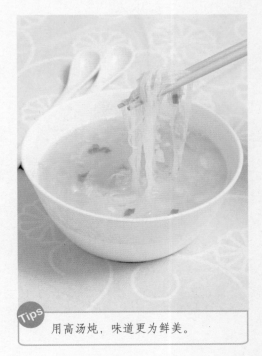

Tips 用高汤炖，味道更为鲜美。

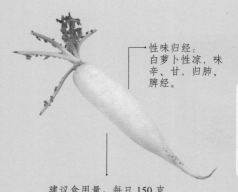

性味归经：
白萝卜性凉，味辛、甘，归肺、脾经。

白萝卜 润肺止咳效果好

民间有"萝卜响，咯嘣脆，吃了能活百来岁"的谚语，白萝卜是一种常见的蔬菜，生食熟食均可，其味略带辛辣。现代研究认为，白萝卜含芥子油、淀粉酶和膳食纤维，具有促进消化、增强食欲、加快胃肠蠕动和止咳化痰的作用。

建议食用量：每日 150 克。

养肺功效

中医理论认为白萝卜味辛、甘，性凉，归肺、脾经，为食疗佳品，《本草纲目》称之为"蔬中之最有利者"。白萝卜富含维生素 C 和微量元素锌，经常食用有助于增强机体免疫力，有很好的润肺止咳功效。白萝卜还能清除肺胃积热，有止咳化痰的良效。

选购方法

1.看颜色。新鲜白萝卜，色泽嫩白。

2.掂分量。新鲜白萝卜掂起来比较重，捏起来表面比较硬实。反之，则表明白萝卜不新鲜。

3.看根须。如果白萝卜最前面的须是直直的，大多情况下，白萝卜就是新鲜的。反之，如果白萝卜根须部杂乱无章，分叉多，那么就有可能是糠心白萝卜。

食用人群

宜食人群	一般人都可以食用
不宜人群	萝卜性偏寒凉而利肠，脾虚泄泻者慎食或少食；胃溃疡、十二指肠溃疡、慢性胃炎、单纯甲状腺肿、先兆流产、子宫脱垂等患者忌吃

食用宜忌

1.食用白萝卜时最好不去皮，因为萝卜皮含有钙等营养成分。

2.吃参类滋补品时不要吃白萝卜，因为白萝卜会降低参类补品的滋补功效。

搭配宜忌

✓ 紫菜 + 白萝卜
清肺热、治咳嗽

✓ 卷心菜 + 白萝卜
预防皮肤干燥和粗糙

✗ 人参 + 白萝卜
影响药效

益肺食谱

金针菇萝卜汤

原料：金针菇 150 克，白萝卜 300 克。

调料：盐、香油各少许。

做法：

1. 将白萝卜、金针菇洗净，金针菇切去尾部，萝卜切成丝。
2. 先将白萝卜在开水中烫 1 分钟，再放入金针菇，稍烫后捞起。
3. 将金针菇、白萝卜放入锅中，加两碗水，小火煮开，加入少量盐、香油调味。

功效：清肺化痰，顺气解毒。

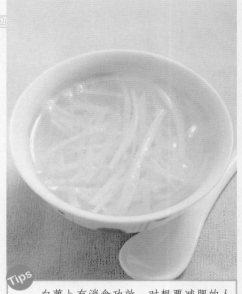

Tips 白萝卜有消食功效，对想要减肥的人很有好处。

萝卜蛤蜊汤

材料：带壳蛤蜊 500 克，白萝卜 100 克。

调料：香菜末、葱花、姜丝、胡椒粉、盐、香油各适量。

做法：

1. 将蛤蜊放入淡盐水中使其吐净泥沙，然后洗净，煮熟，取肉；白萝卜洗净，切丝。
2. 汤锅放置火上，加葱花、姜丝和适量煮蛤蜊的原汤，放入白萝卜煮熟，再放入蛤蜊肉煮沸，用盐、胡椒粉和香油调味，撒上香菜末即可。

功效：滋阴润燥，益肺补肾。

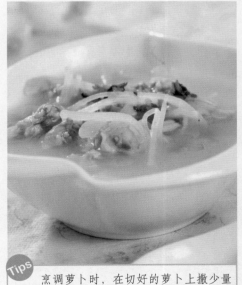

Tips 烹调萝卜时，在切好的萝卜上撒少量盐，腌渍一下，将萝卜汁过滤掉，便可减少萝卜的苦涩味。

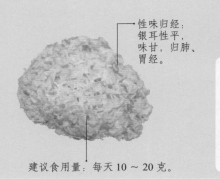

性味归经：
银耳性平，
味甘，归肺、
胃经。

建议食用量：每天 10 ～ 20 克。

银耳 [滋阴润肺]

银耳被称为"穷人的燕窝"，燕窝虽为上等补品，但价格昂贵，而银耳的口感、功效、颜色都和燕窝相似，且价格便宜。它既是名贵的营养滋补佳品，又是扶正强壮的补药。历代皇家贵族都将银耳看作"延年益寿之品""长生不老良药"。银耳有滋阴、润肺、益气、补脑、强心等功效。

养肺功效

银耳中含有酸性异多糖，对支气管炎、肺部感染等有显著疗效。银耳富有天然特性胶质，加上它的滋阴作用，长期服用可以润肤，并有祛除脸部黄褐斑、雀斑的功效。

选购方法

1. 看颜色。优质的银耳比较干燥，色泽也很洁白，肉相对厚，而且花朵齐全完整，有圆形的伞盖。最重要的是，没有蒂头，也不含杂质。

2. 闻气味。品质新鲜的银耳，无酸、臭等异味。

食用人群

宜食人群	一般人群都可食用。尤其适合阴虚火旺、老年慢性支气管炎、肺源性心脏病、免疫力低下、体质虚弱、内火旺盛、肺热咳嗽、肺燥干咳、妇女月经不调、胃炎、大便秘结患者食用
不宜人群	外感风寒、出血症、糖尿病患者慎用

食用宜忌

有酸味等异常气味的银耳不能吃；银耳受潮后会发霉变质，如发出酸味或其他异常气味，则不能食用；变质发黑的银耳食后易中毒，忌食。

最佳烹调方法

煮粥、煨汤、凉拌。

搭 配 宜 忌

莲子 + 银耳
✔ 清火、养颜

黑木耳 + 银耳
✔ 润肺、补血、益气

梨 + 银耳
✔ 滋阴润肺

茶 + 银耳
✘ 易致腹泻和腹胀

益 肺 食 谱

白萝卜银耳汤

原料： 白萝卜 100 克，银耳 10 克，鸭汤适量。

调料： 盐、香油各少许。

做法：

1. 将白萝卜洗净，切成丝；银耳泡发，去除杂质，撕成块。
2. 将白萝卜和银耳放入清淡的鸭汤中，用小火炖熟，加入盐、香油调味即可。

功效： 润肺生津，止咳。

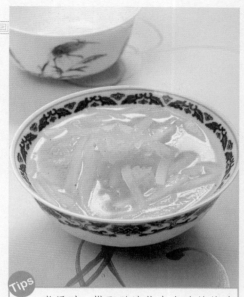

Tips
煮汤时，搭配以清热去火功效的鸭汤，润肺止咳效果更好。

冰糖银耳莲子汤

原料： 冰糖 150 克，去心莲子 120 克，银耳 20 克。

调料： 桂花少许。

做法：

1. 莲子泡发后用温水洗净，倒入碗中，加上沸水，漫过莲子，上屉蒸 40 分钟，取出备用。
2. 银耳用温水泡软，待其涨发后，将根蒂洗净，掰成瓣，上屉蒸熟备用。
3. 锅中倒入 1500 毫升清水，加入桂花、冰糖烧沸，将浮沫撇净，放入银耳烫一下，捞入碗中，然后将蒸熟的莲子沥去原汤放在汤碗中，再将冰糖桂花汤倒入碗中即成。

功效： 养阴润肺，对于虚劳咳嗽、痰中带血等症状颇有疗效。

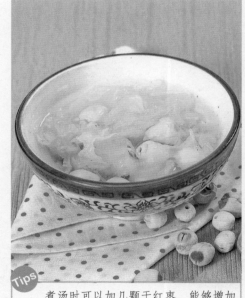

Tips
煮汤时可以加几颗干红枣，能够增加补血养颜的功效。

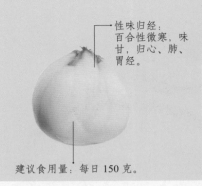

性味归经：
百合性微寒，味甘，归心、肺、胃经。

建议食用量：每日150克。

百合 （养肺有情之物）

百合，名称出自于《神农本草经》。百合是著名的保健食品和常用中药。百合因其茎由许多肉质鳞叶片片紧紧地抱在一起，故得名"百合"。"百"是许多的意思。百合质地肥厚、醇甜清香、甘美爽口。百合有四大养生功效：润肺止咳、宁心安神、美容养颜、防癌抗癌。

养肺功效

鲜百合含有黏液质，具有润燥清热、化痰生津的作用，对肺燥和肺热咳嗽有较好的疗效。百合具有止咳平喘的功效，主要用于辅助治疗慢性肺部疾病，如辅助治疗因慢性支气管炎或肺气肿导致的常咳或久咳不愈等。

选购方法

1. 新鲜百合应挑选个大、瓣匀、肉质厚，色白或呈淡黄色的。选购时还要注意剔除杂质、黑瓣、烂心或者霉变者。

2. 干百合宜挑选干燥、无杂质、肉厚、晶莹透明的为佳。

食用人群

宜食人群	一般人都可食用，尤其适合体虚肺弱者、更年期女性、神经衰弱者、睡眠不宁者食用
不宜人群	风寒咳嗽、脾胃虚寒及大便稀溏者不宜多食

食用宜忌

百合最适宜在秋季食用，鲜百合食疗效果更好。

最佳烹调方法

煮汤、炒食。

搭 配 宜 忌

✔ 鸡蛋 + 百合
滋阴润燥、清心安神

✔ 莲子 + 百合
清心宁神、改善睡眠

✔ 银耳 + 百合
清热安神

益肺食谱

百合双豆甜汤

原料： 绿豆、红豆各50克，干百合5克。

调料： 冰糖适量。

做法：

1. 提前一天晚上将绿豆、红豆泡在盆里，以备第二天使用；干百合用清水泡软，洗净，备用。

2. 锅置火上，将泡好的绿豆、红豆放入锅内，加1200毫升清水大火煮开，然后改小火煮至豆子软烂，再放入百合和冰糖稍煮片刻，搅拌均匀即可享用。

功效： 润肺止咳，滋阴清热。

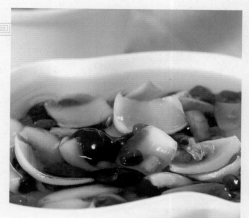

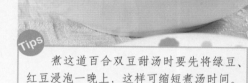

Tips

煮这道百合双豆甜汤时要先将绿豆、红豆浸泡一晚上，这样可缩短煮汤时间。

莲子百合煲瘦肉

原料： 猪瘦肉200克，莲子、百合各30克。

调料： 盐、鸡精、香油各适量。

制作：

1. 将百合洗净、泡开；莲子洗净，然后用水浸泡2小时；猪瘦肉洗净，切成小块。

2. 砂锅中放入冷水，将莲子、百合、猪瘦肉一起放入锅中，先用大火烧开，再用小火慢慢炖，待肉快熟时，加入盐、鸡精、香油调味，炖至肉烂、莲子熟即可。

功效： 润燥养肺，止咳化痰。

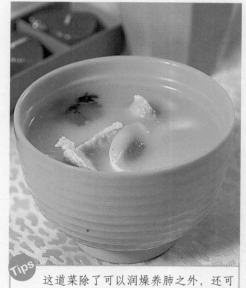

Tips

这道菜除了可以润燥养肺之外，还可以辅助治疗神经衰弱、心悸、失眠等，病后体弱者也能够用这道菜进行滋补。

第2章 养肺护肺怎么吃

47

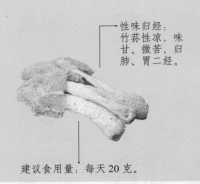

性味归经：
竹荪性凉，味
甘、微苦，归
肺、胃二经。

建议食用量：每天20克。

竹荪 "真菌皇后"，养肺佳品

竹荪是一种珍贵的食用菌，被称为"真菌皇后"，是食疗佳品。它是寄生在枯竹根部的一种隐花菌类，有深绿色的菌帽，白色圆柱状的菌柄，粉红色的蛋形菌托，在菌柄顶端有一围细致洁白的网状裙从菌盖向下铺开，被人们称为"真菌皇后"。竹荪营养丰富、香味浓郁，自古就被列为"草八珍"之一。

养肺功效

中医认为，竹荪具有滋补强壮、益气补脑、宁神健体、补气养阴、润肺止咳、清热利湿的功效。它对治疗老年人咳嗽、气喘效果很好。

选购方法

挑选竹荪时，要注意挑选朵大肉厚、颜色偏黄的。这种竹荪是自然烘烤而成的，自然醇香、味道清甜。颜色过白的可能是用硫黄熏过的劣质竹荪，闻起来味道刺鼻、口感酸涩，不宜选购。

食用宜忌

竹荪在烹饪前要先去掉根部小白圈，不然会有点怪味道，不喜欢头部网状的也可以去掉，只留下竹荪筒煲汤；竹荪不宜长时间炖煮，所以当汤快煲成时再放入即可。

最佳烹调方法

炖汤。

食用人群

宜食人群	一般人群均可食用。肥胖、脑力工作者，失眠、高血压、高脂血症、高胆固醇患者，免疫力低下、肿瘤患者可以常食
不宜人群	脾胃虚寒之人不要吃太多

搭配宜忌

✓ 竹荪 + 百合
润肺止咳

✓ 竹荪 + 鸡腿菇
提高营养素吸收率

益肺食谱

竹荪炖鸡

原料： 竹荪20克，鸡一只。

调料： 姜片、盐适量。

做法：

1. 将鸡洗净，切块；干的竹荪用凉水泡开，并用手洗净表面的泥沙，将水滗出备用。
2. 鸡肉凉水下锅，大火烧开后转中火，将锅中浮起的沫打干净，然后将姜片放到鸡汤中，中火煮至鸡肉熟烂即可。
3. 将竹荪放入鸡汤里，烧开后用盐调味即可。

功效： 补气养阴，润肺止咳，清热利湿。

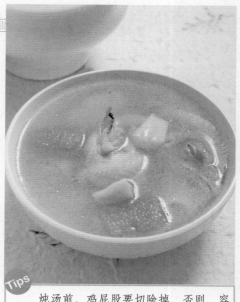

Tips 炖汤前，鸡屁股要切除掉。否则，容易食物中毒。

竹荪银耳汤

原料： 竹荪20克、红枣5颗、银耳10克。

调料： 蜂蜜适量。

做法：

1. 将红枣洗净；竹荪、银耳洗净泡发，最好用淡盐水泡竹荪，能够去除怪味。将竹荪的菌盖头剪去。
2. 锅中放入适量的水，放入竹荪、红枣和银耳，大火煮开后转小火再煮40分钟，温凉后淋入适量蜂蜜即可。

功效： 滋阴润肺。

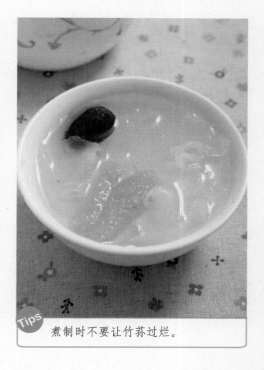

Tips 煮制时不要让竹荪过烂。

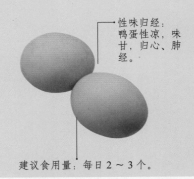

性味归经：鸭蛋性凉，味甘，归心、肺经。

建议食用量：每日2～3个。

鸭蛋 [滋阴清热，呵护肺脏]

鸭蛋又名鸭子（《齐民要术》）、鸭卵（《南史》）。为鸭科动物家鸭的卵，主要含蛋白质、脂肪、钙、磷、铁、钾、钠等营养成分。鸭蛋有滋阴清热、生津益胃、养肺的功效。

养肺功效

鸭蛋主治：肺阴亏虚，干咳少痰，咽干而痛等；胃阴亏虚，口干而渴，干呕，大便干燥等。

选购方法

1.选购时，握住鸭蛋左右摇晃，不发出声音的就是好鸭蛋。

2.鸭蛋宜放入冰箱保存，放置时注意大头朝上，小头在下，这样有益于保证鸭蛋的质量。

食用人群

宜食人群	适应于病后体虚、燥热咳嗽、咽干喉痛、高血压、腹泻痢疾等病患者食用
不宜人群	中老年人不宜多食久食、儿童不宜多吃、肾炎病人忌吃

食用宜忌

不宜食用未完全煮熟的鸭蛋。因为鸭子容易患沙门氏病，鸭子体内的病菌能够渗入到正在形成的鸭蛋内。只有经过一定时间的高温处理，这种细菌才能被杀死，因此鸭蛋在开水中至少煮15分钟才可食用。

最佳烹调方法

炒、蒸、煮。

搭配宜忌

✓ 鸭蛋 + 银耳
滋阴润肺、生津止咳

✗ 鸭蛋 + 甲鱼
肠胃不适

✗ 鸭蛋 + 李子
容易中毒

益 肺 食 谱

茶叶蛋

原料：鸭蛋5~6个，大料2块，桂皮、陈皮、姜各1块，桂枝、香叶各1匙。

调料：生抽、老抽、冰糖各1匙、盐适量。

做法：

1. 将各种香料清洗干净，装入料包中封口，锅内加水适量，再加入调料和料包，将鸭蛋放入。用大火煮开，再转小火煮40分钟。
2. 将鸭蛋煮熟，晾凉，剥皮后放进煮好的汤卤中，小火煮10分钟，关火后即可。

功效：滋阴润肺，化解咳嗽。

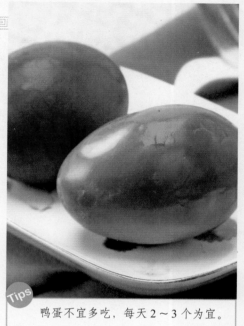

Tips

鸭蛋不宜多吃，每天2~3个为宜。

鸭蛋青葱汤

材料：鸭蛋1~2个，青葱（连白）数根。

调料：冰糖适量。

做法：

1. 青葱洗净后，和煮熟的鸭蛋一同放入锅中，加水适量同煮。
2. 出锅时，加适量冰糖调匀，吃蛋饮汤。

功效：消炎止痛，对慢性咽炎有辅助疗效。

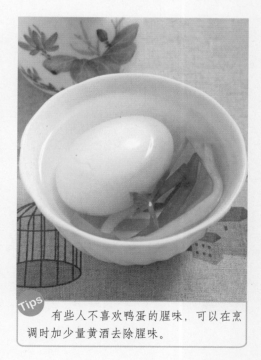

Tips

有些人不喜欢鸭蛋的腥味，可以在烹调时加少量黄酒去除腥味。

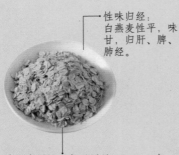

性味归经：
白燕麦性平，味
甘，归肝、脾、
肺经。

白燕麦 肺病不扰

白燕麦是一种低糖、高营养食品，其食用方便，口感也较好。白燕麦中的膳食纤维具有许多有益于健康的物质，可降低三酰甘油的低密度脂蛋白，促使胆固醇排泄，防治糖尿病；可通便导泄，对于习惯性便秘患者有很大帮助。

建议食用量：每天用量 40 ～ 50 克。

养肺功效

白燕麦有滋肺润肺的功效。平时易感冒、体质虚弱的人可以食用。

选购方法

1. 市场上那些粗糙的生燕麦营养最好。

2. 市场上的免煮燕麦片，只用开水泡三五分钟就能吃。这种燕麦片是将燕麦经过烘烤等工序后打碎而成的小片，有散碎感。因为经过加工其可溶性膳食纤维丢失很多，所以营养成分会大打折扣。

食用人群

宜食人群	适宜婴幼儿、老年人食用；适宜慢性病人、脂肪肝、糖尿病、水肿、习惯性便秘者食用；适宜体虚自汗、多汗、易汗、盗汗者食用；适宜高血压、高脂血症、动脉硬化者食用
不宜人群	孕妇、产妇不宜

食用宜忌

1. 白燕麦一次不宜食用太多，否则会造成胃痉挛或腹胀。

2. 食用即食燕麦片时烹煮的时间不要太久，不然会损失其营养。

最佳烹调方法

煮粥。

搭 配 宜 忌

✓ 绿豆 + 燕麦
降脂，有助防治糖尿病

✓ 红枣 + 燕麦
补血

✗ 橘子 + 燕麦
导致腹痛和恶心

✗ 菠菜 + 燕麦
影响人体对钙的吸收

益|肺|食|谱

牛奶燕麦粥

材料: 燕麦片50克,牛奶150克。

调料: 白糖适量。

做法:

1. 将燕麦片放在清水中浸泡30分钟。

2. 将锅放置火上,放入燕麦片和适量清水,用大火煮沸15~20分钟,加入牛奶续煮15分钟,加入白糖搅拌均匀即可。

功效: 健肺润肺,肺虚常咳嗽、习惯性便秘者可食用。

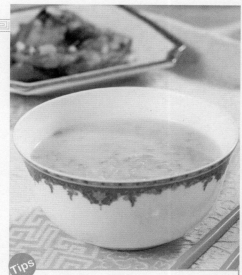

Tips

牛奶燕麦粥要先把燕麦用开水煮熟后再加入牛奶。这样煮出的燕麦才黏稠,而且不会煳锅。

燕麦肉末粥

材料: 大米100克,苦瓜、燕麦片各50克,瘦牛肉25克。

调料: 盐、鸡精、香油各适量。

做法:

1. 大米洗干净;苦瓜洗净,去蒂除子,切丁;瘦牛肉洗净,剁成肉末。

2. 锅置于火上,倒入大米、燕麦片和牛肉末,加适量的清水熬成米粒和牛肉末熟透的稠粥,放入苦瓜丁搅拌均匀,煮沸后用盐、鸡精和香油调味即可。

功效: 滋阴润肺。

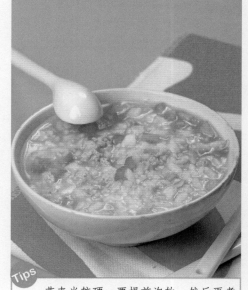

Tips

燕麦米较硬,要提前泡软,然后再煮粥,比较容易熟。

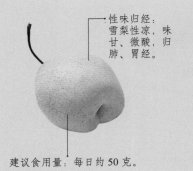

性味归经：
雪梨性凉，味甘、微酸，归肺、胃经。

雪梨 止咳化痰

雪梨可以清喉降火，播音、演唱人员经常食用煮好的熟梨，这样能够增加口中的津液，起到保养嗓子的作用。生食雪梨在享受美味的同时，也能起到滋养肺阴的效果，所以秋天或是空气干燥的时候多吃雪梨可以润肺抗燥，防咳养生。

建议食用量：每日约 50 克。

养肺功效

雪梨水分多，并含多种有机酸，有润肺、止咳、化痰等功效。

选购方法

1. 看果皮。挑雪梨首先要看梨皮，如果梨皮看起来很厚，则说明果实粗糙、水分不足。而梨皮薄而细的，没有病虫害、疤痕或外伤者，为品质好的雪梨。

2. 看果脐。挑雪梨时，要注意看梨脐，也就是梨底部的凹陷，脐深而周围较圆的味道比较好，而脐浅又不圆的，味道差些。

食用人群

宜食人群	咳嗽痰稠或无痰、咽喉发痒干疼者；慢性支气管炎、肺结核患者；高血压、心脏病、肝炎、肝硬化患者；饮酒后或宿醉未醒者
不宜人群	患有胃寒、腹泻者忌食生梨；产妇、小儿出痘者忌食

食用宜忌

1. 用雪梨止咳化痰时，不宜选择味道太甜的梨。

2. 雪梨性凉，胃寒、腹泻、手脚发凉的人不能多吃。

最佳烹调方法

生食、炖汤。

搭配宜忌

✓ 银耳 + 雪梨
滋阴、润燥、去肺火

✓ 蜂蜜 + 雪梨
缓解咳嗽

✗ 红薯 + 雪梨
易致肠胃不适

✗ 羊肉 + 雪梨
易致消化不良

益|肺|食|谱

胡萝卜雪梨炖瘦肉

原料: 猪瘦肉100克,雪梨2个,胡萝卜1根。

调料: 姜片、盐各适量。

做法:

1. 猪瘦肉洗净,切成小块;雪梨洗净,去核,切小块;胡萝卜洗净,切片。
2. 锅中加入冷水,然后将猪瘦肉、雪梨、胡萝卜、姜片放入锅内,大火烧开,再用小火慢炖30分钟,最后加盐调味即可。

功效: 滋阴润肺,提高人体免疫力。

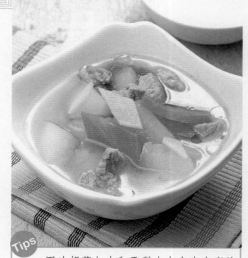

Tips 因为胡萝卜皮和雪梨皮中含有丰富的营养物质,所以做这道汤时,只要清洗干净即可,最好不要去皮。

雪梨大米粥

原料: 雪梨200克,大米100克。

调料: 冰糖10克。

做法:

1. 大米淘洗干净,用水浸泡30分钟;雪梨洗净,去皮和核,切成薄片。
2. 锅置火上,放入雪梨片及适量清水,小火煮沸后滤除杂质,取雪梨汁。
3. 锅置火上,加入雪梨汁和适量清水大火烧开,再加大米熬煮,撇去浮沫,转小火煮至米粥将成,加入冰糖略煮片刻即可。

功效: 清热润燥,清热化痰。

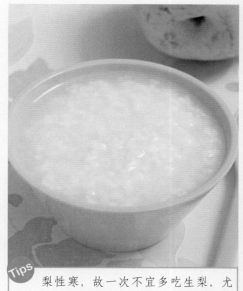

Tips 梨性寒,故一次不宜多吃生梨,尤其是脾胃虚寒、腹部冷痛或血虚者更要少食,否则易伤脾胃。

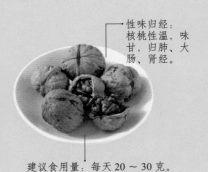

性味归经：核桃性温，味甘，归肺、大肠、肾经。

建议食用量：每天 20 ～ 30 克。

核桃 〔轻身益气的养肺之宝〕

核桃又名胡桃，与扁桃、腰果、榛子一起，并列为世界四大干果。史料记载，公元 319 年，晋朝大将石勒占据中原，建立后赵，因"胡桃"有轻蔑"胡人"之意，遂令改称"核桃"，这个名字一直沿用到今天。《神农本草经》将核桃列为久服轻身益气、延年益寿的上品。核桃营养丰富，被誉为"长寿果"。

养肺功效

核桃味甘、性温，益肺平喘，对肺气肿有一定的食疗功效。

选购方法

1. 看。外壳薄而洁净，核桃肉状似人脑两半球，颜色呈淡黄色或浅琥珀色，果肉丰满，肉色洁白，这种核桃为佳。

2. 摇。可以摇一摇它的壳，里面不发出声音的为佳。因为失去水分的核桃肉不再贴在核桃壁上了。

食用人群

宜食人群	便秘、动脉硬化、高血压、冠心病、肺虚、尿频、咳嗽等患者适宜食用
不宜人群	上火、腹泻、阴虚有热者不宜食用

食用宜忌

核桃不宜过多食用，因为核桃含有较多的脂肪，脂肪具有很高热量，如果无法充分利用，就会被人体作为胆固醇储存起来，从而损害健康。

最佳烹调方法

生吃、炒、油炸、打浆。

搭 配 宜 忌

✓ 玉米 + 核桃
延缓衰老

✓ 红枣 + 核桃
美容养颜、健脑

✗ 豆腐 + 核桃
易致腹胀、腹痛和消化不良

益肺食谱

核桃紫米葡萄干粥

原料：紫米 80 克，核桃仁 30 克，大米 20 克，葡萄干 10 克。

调料：冰糖 15 克。

做法：

1. 将核桃仁剁碎；葡萄干洗净；紫米洗净，用水泡 4 小时；大米洗净，浸泡 30 分钟。

2. 锅置火上，倒入清水用大火烧开，加紫米煮沸，加大米改小火熬煮至黏稠，加葡萄干、冰糖继续熬煮 5 分钟，待粥凉后，撒上碎核桃，拌匀即可。

功效：滋阴润肺，美白肌肤。

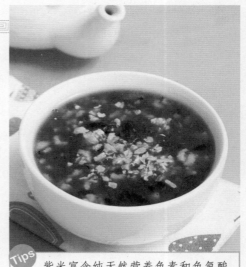

Tips 紫米富含纯天然营养色素和色氨酸，入水清洗或浸泡会出现掉色现象，因此不宜用力搓洗，浸泡后的红水应随同紫米一起煮食，不用倒掉。

琥珀核桃

原料：核桃仁 300 克，白糖 150 克。

调料：盐、油各适量。

做法：

1. 将核桃仁放进开水中，撒入少量盐，浸泡 10 分钟，洗净。

2. 锅置火上，放入白糖及少量水，熬至糖汁浓稠时，投入核桃仁，拌炒，使糖汁包裹在核桃仁上。

3. 换锅，倒入适量油，加热后，投入核桃仁，用小火炸至金黄色，捞出，晾凉后，即可食用。

功效：温肺定喘，适用于老年人肺肾阳虚气弱、小便频数、咳嗽气喘等症。

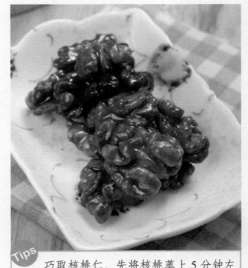

Tips 巧取核桃仁。先将核桃蒸上 5 分钟左右，再放入冷水中浸泡 3 分钟，然后捞出来用锤子在核桃四周轻轻敲打，破壳后就能取出完整的核桃仁。

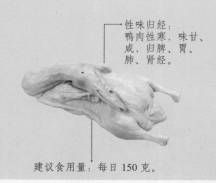

性味归经：
鸭肉性寒，味甘、
咸，归脾、胃、
肺、肾经。

建议食用量：每日 150 克。

鸭肉 | 滋阴养肺，止咳定喘

鸭，又名家凫，别称"扁嘴娘"。鸭肉味道鲜美，富含营养，与鸡肉并称为餐桌上的上乘佳肴。古人说："鸭肉美，就连家鸡都喜食之。"鸭肉也是人们进补的优良食品，鸭肉蛋白质含量为 16% ~ 20%，比畜肉含量高，脂肪含量适中且分布较均匀。

养肺功效

古医书中记载鸭肉"填骨髓、长肌肉、生津血、补五脏"。鸭肉是一种滋阴清补食品，可大补虚劳、滋五脏之阴、清虚劳之热、有补血行水等作用。具有清肺补血、利水消肿的功效。

选购方法

1. 选购鸭肉时，以肉质光滑平整且饱满、鸭嘴部分呈现均匀鹅黄色、按压有弹性感觉的为佳。

2. 选购活鸭时，以头颈高昂，羽毛紧密，尾巴上翘，肢体有力，胸脯丰满，背部宽阔，翅下有肉者为优。

食用人群

宜食人群	营养不良、食欲缺乏、水肿、产后病后体虚、体内有热、大便干燥、肝硬化腹水、肺结核、慢性肾炎水肿者适宜食用
不宜人群	素体虚寒者，受凉引起的不思饮食、胃部冷痛者，腹泻清稀、腰痛及寒性痛经者不宜食用

食用宜忌

1. 多食鸭肉，会出现滞气、腹胀等症状，故千万不能多吃。

2. 鸭屁股是淋巴最集中的地方，储存了很多细菌、病毒和致癌物，不可食用。

最佳烹调方法

煮、炒、炖。

搭配宜忌

- ✔ 海带 + 鸭肉
  软化血管、降低血压
- ✔ 白菜 + 鸭肉
  促进体内胆固醇代谢
- ✘ 兔肉 + 鸭肉
  易腹泻
- ✘ 豌豆 + 鸭肉
  致便秘

益肺食谱

冬瓜鸭肉汤

原料： 冬瓜 400 克，老鸭半只。

调料： 高汤、盐、姜片、葱段、鸡精、香菜段、枸杞子各适量。

做法：

1. 将鸭肉洗净，切块，用沸水焯烫后捞出；冬瓜去皮，洗净，切块。
2. 锅置火上，烧热，放入鸭块干炒至鸭油渗出后，捞出。
3. 汤锅置火上，倒入足量高汤，放入鸭块、冬瓜块、姜片、葱段，大火烧开后，转小火煲 1 小时，放入枸杞子、盐、鸡精调味，撒上香菜段即可。

功效： 润肺生津。

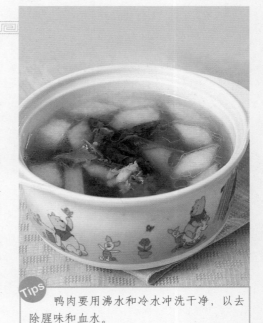

Tips　鸭肉要用沸水和冷水冲洗干净，以去除腥味和血水。

蒜薹鸭丝

原料： 鸭肉 300 克、蒜薹 100 克。

调料： 盐、白糖、料酒、植物油、香油各适量。

做法：

1. 将蒜薹洗净，切段。
2. 鸭肉洗净，余烫，捞出，沥干水分，切丝。
3. 锅内倒油烧热，下鸭丝翻炒，再加蒜薹段，调入盐、白糖、料酒，翻炒均匀，淋上香油即可。

功效： 润肺补肾，强筋健骨。

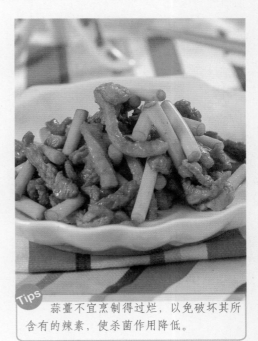

Tips　蒜薹不宜烹制得过烂，以免破坏其所含有的辣素，使杀菌作用降低。

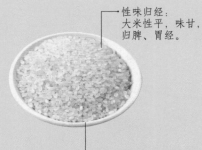

性味归经：
大米性平，味甘，
归脾、胃经。

大米 清肺化痰，治疗肺虚咳喘

大米有补中益气、健脾养胃、滋补肺气、益精强志、和五脏、通血脉、聪耳明目、止烦、止渴、止泻的功效，多食能令人"强身好气色"。大米可为人体提供必需的营养和能量，促进消化，预防动脉硬化。

建议食用量：每日 500 克。

养肺功效

大米富含钙、磷等元素，做成粥食用，可以清肺化痰，对于肺虚咳喘有一定的食疗功效。

选购方法

大米腹部常有一个不透明的白斑，白斑在大米粒中心部分被称为"心白"，在外腹被称为"外白"。腹白部分米质蛋白质含量较低，含淀粉较多。一般含水分过高、收后未经后熟和不够成熟的稻谷，腹白较大。

食用人群

宜食人群	高热之人，婴幼儿久病初愈、妇女产后、老年人消化力减弱者
不宜人群	糖尿病患者不宜多食

食用宜忌

1. 做大米粥时，用开水煮比用冷水煮更省时间，口感也更好。

2. 淘洗大米的次数不宜多，不宜用手搓米，以免大米所富含的 B 族维生素流失。

最佳烹调方法

蒸食、熬粥。

搭 配 宜 忌

✓ 大米 + 绿豆
可提高大米营养成分的利用率

✓ 大米 + 黑米
开胃、增进食欲

✗ 大米 + 蜂蜜
易致胃痛

益肺食谱

银耳大米粥

原料： 大米50克，银耳5克。

调料： 冰糖适量。

做法：

1. 银耳洗净，浸泡1小时，待涨开，择除其根部连接部分，洗净，待用。
2. 大米淘洗干净，浸泡20分钟，移到火上煮沸，转小火煮10分钟，再加入银耳同煮至米粒软烂。
3. 加入冰糖，煮至冰糖化开，拌匀。

功效： 养肺止咳，适合支气管炎患者食用，但痰多者不宜食用银耳。

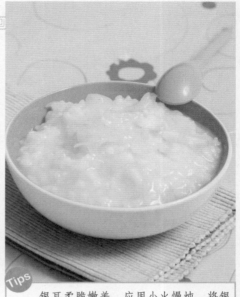

Tips　银耳柔脆嫩美，应用小火慢炖，将银耳全部化为稠汁。

大米葡萄干粥

原料： 大米100克，葡萄干20克，干百合10克。

调料： 白糖或盐适量。

做法：

1. 大米淘洗干净；葡萄干、干百合洗净。
2. 锅中放入适量水，放入大米、葡萄干、干百合煮烂，放糖或盐调味即可食用。

功效： 可缓解肺虚咳喘。

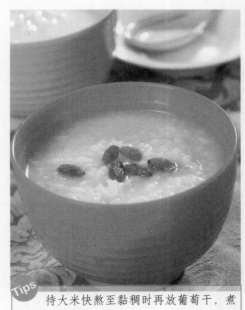

Tips　待大米快熬至黏稠时再放葡萄干，煮至粥黏稠即可。这样味道会更好一些。

第2章　养肺护肺怎么吃

【辛味食物宣肺气】

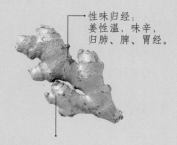

性味归经：
姜性温，味辛，
归肺、脾、胃经。

建议食用量：每日10克。

姜 （温肺止咳功效好）

"冬吃萝卜夏吃姜，一年四季保健康"，这是我国民间流传的话。姜的功效很多，是治疗恶心、呕吐的良药。特别是夏天，适当吃些姜，可以抑制肠胃细菌的滋生，姜还有杀灭口腔致病菌和肠道致病菌的作用。我国自古以来就有"姜治百病"的说法，是中医养生经常使用的药用食材。

养肺功效

姜味辛，性温，具有祛痰止呕、温肺止咳的功效，对肺寒咳嗽有一定的食疗功效。

选购方法

1.闻。主要检查姜的表面有没有异味或硫黄味。

2.尝。姜味不浓或味道改变的要慎重购买。

3.看。正常的姜较干，颜色发暗，"硫黄姜"较为水嫩，呈浅黄色，用手搓一下，姜皮很容易剥落。

食用人群

宜食人群	一般人群均可食用，尤其适宜伤风感冒、寒性痛经、晕车晕船者食用
不宜人群	阴虚火旺、目赤内热者，或患有痈肿疮疖、肺炎、肺脓肿、肺结核、胃溃疡、胆囊炎、肾盂肾炎、糖尿病、痔疮者，都不宜长期食用姜

食用宜忌

1.姜不宜吃得过多，每日以10克左右为宜，以免引起口干、咽痛、便秘等上火症状。

2.冻姜、烂姜不能食用，因为姜腐烂后所产生毒性很强的黄樟素能使肝细胞变性、坏死，从而诱发肝癌。

最佳烹调方法

炒、炖、熬粥。

搭配宜忌

✓ 莲藕 + 姜
清热生津、凉血止血

✓ 甲鱼 + 姜
滋阴补肾

✗ 蜂蜜 + 姜
易便秘

养肺就是养命

62

益肺食谱

姜杞大米粥

原料： 大米100克，姜25克，枸杞子10克。

做法：

1. 姜洗净，去皮，切末；大米淘洗干净，浸泡30分钟；枸杞子洗净。
2. 锅置火上，倒入适量清水烧沸，放入大米、姜末煮沸，转小火煮20分钟，再加入枸杞子，小火熬煮10分钟即可。

功效： 防治风寒感冒、胃寒呕吐。

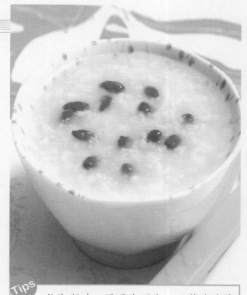

Tips 煮此粥时，要开水下米，可使米粥容易软烂。

姜藕汁

原料： 鲜藕90克，姜10克。

做法：

1. 将藕去节，洗净，去皮，放榨汁机内榨成汁。
2. 将姜去皮，洗净，榨成汁，与藕汁混合。
3. 加入50毫升开水稀释后饮用即可。

功效： 适用于肺热感冒引起的咽喉肿痛、心烦口渴等。

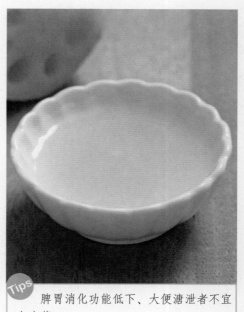

Tips 脾胃消化功能低下、大便溏泄者不宜生吃藕。

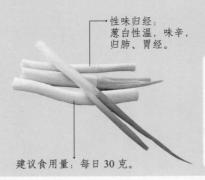

性味归经：
葱白性温，味辛，
归肺、胃经。

建议食用量：每日 30 克。

葱白 助肺通阳

俗话"大葱蘸酱，越吃越胖"，葱里面含有很多营养，它可以有效地保护人们的身体。葱是百姓家常用的调味食材，是一种草本植物，生食味辛辣。葱分为葱叶与葱白，它虽然普通，但是营养不普通。葱白含有蛋白质、糖类以及多种维生素及矿物质，对人体有很大益处。

养肺功效

中医认为，葱白具有解表散寒、通阳、解毒的作用，有较强的杀菌作用。适用于怕冷发热、恶寒头痛、肢冷的感冒及阴寒的腹痛、痢疾等患者的治疗和日常保健。

选购方法

1. 挑直的不挑弯的。直的大葱，它的葱白部分会稍微多些，这样更实用。

2. 挑紧的不挑松的。我们可以用手捏，如果很紧，感觉很有水分，那就是好大葱；如果捏起来很松，而且表皮都起了褶，说明这个大葱已经不新鲜了。

食用人群

宜食人群	一般人群均可食用，脑力劳动者更适合
不宜人群	患有胃肠道疾病特别是溃疡病的人不宜多吃；葱对汗腺刺激作用较强，有腋臭的人在夏季应该慎食；表虚、多汗者也要忌食；过多食用葱还会损伤视力

食用宜忌

大葱不宜长时间烹煮，因为其所含的大蒜素具有挥发性，长时间烹煮后会流失。

最佳烹调方法

炒、炖食、熬粥。

搭配宜忌

✓ 红枣 + 大葱
改善食欲不振、消化不良

✓ 猪肉 + 大葱
增强抗疲劳能力

✗ 豆腐 + 大葱
阻碍人体对钙的吸收

✗ 狗肉 + 大葱
致上火

益 肺 食 谱

葱白大米粥

原料： 大米100克，葱白30克。

调料： 盐3克。

做法：

1. 大米淘洗干净，用水浸泡30分钟；葱白洗净，切段。

2. 锅置火上，倒入适量清水烧沸，放入大米，待大米将熟时，把葱白段放入锅中，米烂粥熟时放入盐调味即可。

功效： 防治风寒感冒。

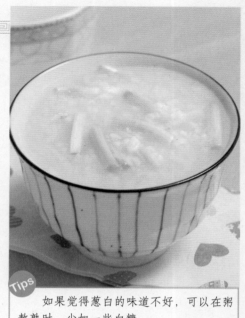

Tips 如果觉得葱白的味道不好，可以在粥熬熟时，少加一些白糖。

葱白大蒜饮

原料： 葱白250克，大蒜120克。

做法：

1. 将葱白洗净，沥干水，切成小段。

2. 大蒜洗净，沥干水后，剥去薄膜，切片。

3. 将大蒜、葱白放入锅内，加入适量的清水煎煮。

功效： 调治上呼吸道感染引起的流行性感冒初期。

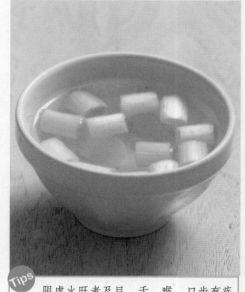

Tips 阴虚火旺者及目、舌、喉、口齿有疾病的人最好远离大蒜。

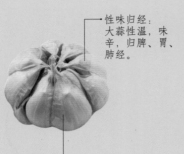

性味归经：
大蒜性温，味
辛，归脾、胃、
肺经。

大蒜 养肺护肺，祛痰止咳

大蒜是餐桌上一种最常见的食物，既可以生吃，也可以调味。大蒜的种类繁多，依蒜头皮色的不同，可分为白皮蒜和紫皮蒜。中国人食用大蒜的年代较晚，大约是汉朝张骞出使西域后才引进的。大蒜既可调味，又能防病健身，常被人们誉为"天然抗生素"。

建议食用量：每日 50 克。

养肺功效

大蒜有养肺护肺、祛痰止咳的功效，常吃对于肺结核有很好的食疗功效。

选购方法

首先，以大头红衣蒜为好，其次看外皮完整，然后用手轻轻掂量和挤压大蒜，重而紧实的就是好的。如果发软或者表面皱巴巴或是已经出芽的大蒜，都不要选购。

食用宜忌

大蒜虽好，但绝不是吃得越多越好。过多生吃大蒜，不仅会刺激胃肠道，还会影响对 B 族维生素的吸收。

最佳烹调方法

生食、凉拌、做调味料。

食用人群

宜食人群	适宜伤风感冒，发热无汗，头痛鼻塞，咳嗽痰多的人食用；适宜腹部受寒引起的腹痛、腹泻者食用；适宜胃寒、食欲缺乏、胃口不开者食用
不宜人群	眼病患者、肝炎患者、非细菌性腹泻患者、正处于服药期间的病人

搭 配 宜 忌

✓ 黄瓜 + 大蒜
解毒杀菌

✓ 醋 + 大蒜
使杀菌效果提高

✗ 蜂蜜 + 大蒜
伤脾胃

益肺食谱

蒜泥菠菜

原料： 菠菜300克，水发银耳50克，蒜头50克。

调料： 葱、姜、醋、盐、香油、鸡精各适量。

做法：

1. 菠菜择老叶，去根，洗净，切寸段。
2. 蒜头去皮，捣成蒜泥；葱、姜切丝；醋、香油、盐、鸡精和蒜泥一起放入碗中拌匀，调成卤汁。
3. 取锅加水烧热，放入菠菜段稍焯一下，捞出，过凉，用手挤去水分，放在盘内，加银耳、葱姜丝，倒入调味卤汁，拌匀即成。

功效： 养肺护肺，促进呼吸。

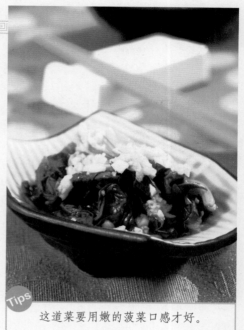

Tips 这道菜要用嫩的菠菜口感才好。

蒜蓉豆苗

原料： 豆苗450克，蒜瓣25克，清汤50毫升。

调料： 盐、鸡精、香油、植物油各适量。

做法：

1. 将豆苗拣干净备用；蒜瓣去皮，洗净，剁成细末。
2. 锅放置火上，放植物油和清水烧至沸腾，放进豆苗焯一下，取出控干水分备用。
3. 原锅放油烧热，加蒜末炒至微黄，装盘备用，再拌入豆苗，加进清汤、盐和鸡精，淋上香油。

功效： 治疗咳嗽，适宜于口腔发炎、大便燥结等症。

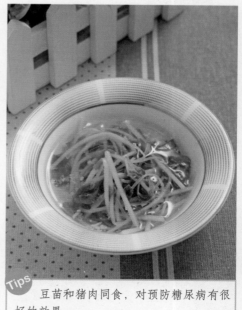

Tips 豆苗和猪肉同食，对预防糖尿病有很好的效果。

第2章 养肺护肺怎么吃

67

《滋阴润肺食材》

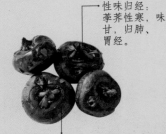

性味归经：
荸荠性寒，味甘，归肺、胃经。

建议食用量：每天4个。

荸荠 | 清热润肺，通便排毒

荸荠皮色紫黑、肉质洁白、味甜多汁、清脆可口，自古有"地下雪梨"之美誉，北方人视之为江南人参。荸荠既可作为水果，又可算作蔬菜，是大众喜爱的时令之品。

养肺功效

荸荠有清热生津、化湿祛痰的功效，对于肺热咳嗽有很好的缓解作用。荸荠含有丰富的维生素和矿物质，能够清热润肺。

选购方法

1. 望。荸荠本应该是红黑色，比较老气。而浸泡后的荸荠色泽鲜嫩。如果看到的荸荠颜色呈不正常的鲜红，分布又很均匀，就要慎重选购。

2. 闻。正常的荸荠没有什么刺激气味，如果有异味，就要慎重选购。

3. 摸。购买荸荠时，要观察有没有变质、发软、腐坏等状况。

食用人群

宜食人群	一般人群均可食用。儿童和发热病人最宜食用，咳嗽多痰、咽干喉痛、消化不良、大小便不利、癌症患者也可多食；对于高血压、便秘、糖尿病尿多者均有一定功效

不宜人群	不适宜小儿消化力弱、脾胃虚寒、有血瘀者

食用宜忌

因为荸荠生长在泥中，其外皮和内部都有可能附着较多的细菌和寄生虫，所以，荸荠一定要洗净煮熟后才能食用。

最佳烹调方法

炖汤、炒食、红烧。

搭配宜忌

- ✓ 香菇 + 荸荠
  调理脾胃、清热生津

- ✓ 黑木耳 + 荸荠
  清热化痰、滋阴生津

- ✓ 核桃 + 荸荠
  利于消化

益 肺 食 谱

荸荠海蜇汤

原料：荸荠 100 克，海蜇皮 50 克。

调料：料酒、香油、盐、醋、鸡精各适量。

做法：

1. 荸荠去皮，洗净，切片；海蜇皮用清水略泡，洗净，切成丝。

2. 锅内加入适量清水，再放入海蜇皮、荸荠片，然后加入料酒、醋、盐大火烧开，15 分钟后加入鸡精、香油调味即可。

功效：滋阴润肺，用于肺热咳嗽、痰浓难咳的症状。

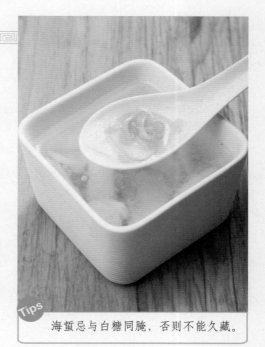

Tips

海蜇忌与白糖同腌，否则不能久藏。

荸荠杏仁银耳煲

原料：杏仁 30 克，银耳 1 朵，荸荠 300 克，枸杞子适量。

调料：冰糖适量。

做法：

1. 将银耳用温水泡透，将黑根去掉，洗净泥沙，再用沸水泡发后氽烫，放锅中煮熟，关火晾凉备用。

2. 将杏仁去皮，放在沸水锅里中火煮 15 分钟，捞起冲净，放碗中用清水浸泡半小时，沥干；荸荠洗净，切薄块。

3. 将荸荠、杏仁放在砂锅中，加水，中火煲 1 小时，倒进枸杞子、银耳，再煲 10 分钟，加冰糖煮化即可。

功效：润肺补气、生津止咳，调治感冒咳嗽、急性咽喉炎等症。

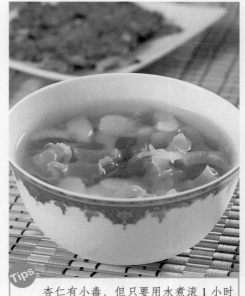

Tips

杏仁有小毒，但只要用水煮滚 1 小时以上，便可解其毒性。

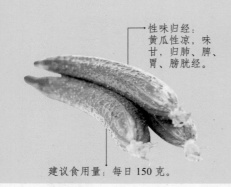

性味归经：
黄瓜性凉，味
甘，归肺、脾、
胃、膀胱经。

黄瓜 清肺润喉，缓解哮喘

黄瓜是由西汉时期张骞出使西域带回中原的，称为胡瓜。五胡十六国时，后赵皇帝石勒忌讳"胡"字，汉臣襄国郡守樊坦将其改为"黄瓜"。黄瓜含有胡萝卜素、维生素 B_2、维生素 C、维生素 E、钾、磷、镁、膳食纤维等，营养丰富。

建议食用量：每日 150 克。

养肺功效

黄瓜含有多种营养，具有清肺润喉的功效。

选购方法

1. 看表皮的刺。鲜黄瓜表皮带刺，如果无刺说明黄瓜老了。刺小而密的黄瓜较好吃。

2. 看体形。看上去细长均匀且把短的黄瓜口感较好。

3. 看表皮竖纹。好吃的黄瓜一般表皮的竖纹较突出，用手可摸，用眼能看到。

4. 看个头。要选择个头小的黄瓜，个头大的并不好吃。

5. 带小花的慎重购买。带有小花的黄瓜不一定新鲜，可能是涂抹了化学成分导致的。

食用人群

宜食人群	一般人群均可食用。适宜热病患者，肥胖、高血压、高脂血症、水肿、嗜酒者多食，并且是糖尿病患者首选食品

不宜人群	脾胃虚弱、腹痛腹泻、肺寒咳嗽者都应少吃，因黄瓜性凉，胃寒患者食之易致腹痛腹泻

食用宜忌

1. 黄瓜应带些尾部一起吃。黄瓜尾部含有较多的苦味素，有抗癌的作用，所以吃黄瓜时不要将黄瓜尾部全部丢掉。

2. 腌黄瓜不是人人都能吃的。有肠胃病、肝病、高血压及心血管病的人不要吃腌黄瓜。

最佳烹调方法

炒、凉拌、炖汤、腌制。

搭 配 宜 忌

✓ 豆腐 + 黄瓜
降压、降脂

✓ 苹果 + 黄瓜
促进胃肠蠕动

✗ 西红柿 + 黄瓜
降低二者的营养价值

益肺食谱

黄瓜炒豆干

原料：黄瓜200克，豆腐干100克。

调料：姜末5克，盐3克，鸡精、香油、植物油各适量。

做法：

1. 黄瓜洗净，切细长条；豆腐干洗净，切条。
2. 锅放置火上，放油烧热，加入姜末、黄瓜条和豆腐干条翻炒，快熟时放盐、鸡精调味，炒拌均匀后关火，淋入香油即可。

功效：清肺泻火，化痰。

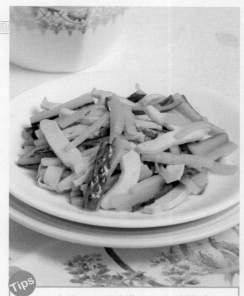

Tips　1.先炒豆干后炒黄瓜。2.炒熟时也可放酱油，并适当减少盐的用量。

拍黄瓜

原料：黄瓜250克。

调料：盐、蒜末、醋、鸡精、香菜末各适量，香油3克。

做法：

1. 黄瓜洗净，用刀拍至微碎，切成块状，放进盘中。
2. 加入盐、蒜末、醋、鸡精、香菜和香油拌匀即可。

功效：清肺润喉。

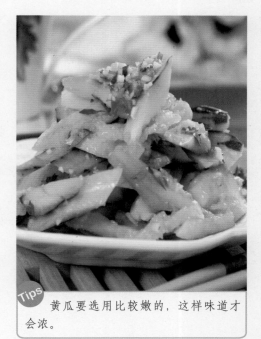

Tips　黄瓜要选用比较嫩的，这样味道才会浓。

第2章　养肺护肺怎么吃

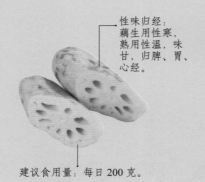

性味归经：
藕生用性寒，
熟用性温，味
甘，归脾、胃、
心经。

建议食用量：每日 200 克。

莲藕 （清热润肺功效好）

莲藕含有淀粉、蛋白质、天门冬素、维生素C以及氧化酶成分，含糖量也很高，生吃鲜藕能够清热解烦，解渴止呕；如果将鲜藕压榨取汁，其功效更好。煮熟的藕性味甘温，能健脾开胃、益血补心，故主补五脏，有消食、止渴、生津的功效。

养肺功效

中医认为，吃藕能起到养阴清热、润燥止渴、清心安神的功效。熟莲藕能清热润肺，对于肺结核有一定的疗效。

选购方法

1.藕节粗且短：这样的藕成熟度足，口感较佳。

2.藕节间距长：表示莲藕的成熟度高，口感松软。

3.带有湿泥土：没有湿泥的莲藕不耐保存。

4.内外都无伤：购买莲藕时，有明显外伤的不能选。

食用人群

宜食人群	一般人群均可食用。尤其适合肝病、便秘、糖尿病等人食用
不宜人群	藕性偏凉，所以产妇不宜过早食用

食用宜忌

烹调莲藕不宜用铁锅，否则莲藕会颜色发黑，营养价值降低，味道也不好。

最佳烹调方法

炒、榨汁、煮粥。

搭 配 宜 忌

- 猪肉 + 莲藕
  补血益气、健脾壮体
- 糯米 + 莲藕
  益气养血
- 百合 + 莲藕
  润肺、止咳、安神

益|肺|食|谱

山药莲藕桂花汤

原料： 山药 200 克，藕 150 克。

调料： 桂花 10 克，冰糖 50 克。

做法：

1. 藕去皮，洗净，切片；山药去皮，洗净，切片。

2. 锅内放适量清水，先放入藕片，大火煮沸后，改小火煮 20 分钟；然后将山药放进锅中，用小火继续煮 20 分钟；加入桂花，小火慢煮 5 分钟；最后放入冰糖，煮至化开即可。

功效： 健脾补肺，化痰止咳。

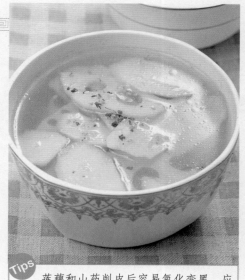

Tips 莲藕和山药削皮后容易氧化变黑，应该浸泡在清水中，烹调时捞起沥干水便可下锅。

莲藕排骨汤

原料： 猪排骨 400 克，莲藕 200 克。

调料： 葱花、姜片、料酒、醋、盐、鸡精各适量。

做法：

1. 猪排骨洗净，剁成块；莲藕去皮，洗净，切块。

2. 锅内加适量清水煮沸，放入少许姜片、葱花、料酒，加入猪排骨氽烫，去血水除腥，捞出用凉水冲洗，沥水备用。

3. 锅内倒入适量水，放入猪排骨、莲藕块和姜片，淋入醋煮沸，转小火煲约 2 小时，加盐、鸡精、葱花调味。

功效： 清肺热化痰，补血养颜。

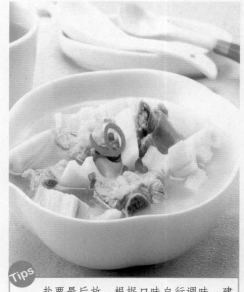

Tips 盐要最后放，根据口味自行调味，建议以清淡为本，不要过咸。

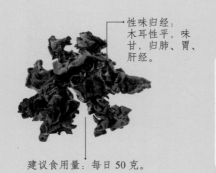

性味归经：
木耳性平，味甘，归肺、胃、肝经。

建议食用量：每日 50 克。

木耳 清肺润肺效果佳

黑木耳被营养学家誉为"素中之荤"和"素中之王"，每 100 克干木耳中含铁 97.4 毫克，它比绿叶蔬菜中含铁量最高的菠菜高出 34 倍，是动物性食品中含铁量最高的猪肝的 22 倍，是各种荤素食品中含铁量最多的。因其含铁量高，可以及时为人体补充足够的铁质，所以它是一种天然补血食品。

养肺功效

中医认为，黑木耳具有清肺的功效，对于肺炎有很好的辅助治疗效果，有凉血、止血作用，主治咯血、吐血、衄血、血痢、崩漏、痔疮出血、便秘带血等症状。

选购方法

1. 看颜色。可以通过辨别颜色来区别真假。真的黑木耳正面是黑褐色，背面是灰白色。用硫酸浸泡过的木耳两面都呈黑褐色。

2. 闻味道。黑木耳味道自然，有股清香味，而掺假的木耳有墨汁的臭味。

食用人群

宜食人群	一般人群均可食用。适合心脑血管疾病、结石症患者食用
不宜人群	孕妇不宜多吃

食用宜忌

干黑木耳烹调前宜用温水泡发，但是泡发后应扔掉紧缩在一起的部分。

最佳烹调方法

炒食、凉拌、炖汤。

搭配宜忌

✓ 蜂蜜 + 黑木耳
凉血化瘀

✓ 豆腐 + 黑木耳
健脾养胃

✗ 田螺 + 黑木耳
容易引起肠胃不适

✗ 菠萝 + 黑木耳
易引起反胃、消化不良

益肺食谱

黑木耳红枣汤

原料： 木耳 30 克，红枣 10 粒。

做法：

1. 木耳浸泡至软后，将蒂部去掉（蒂部含有泥沙）；红枣去核，并用水洗净。
2. 将全部材料放进煲内煮滚后，再改用小火煲 2 小时，即可。

功效： 黑木耳能凉血止血，健脾润肺，清肠解毒；红枣健脾益气，滋润肌肤。两者合用，有养肺护肺、润肤的作用。

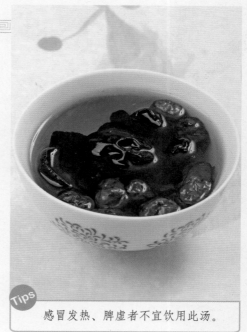

Tips 感冒发热、脾虚者不宜饮用此汤。

木耳烧腐竹

原料： 腐竹 2 片，木耳 3 朵。

调料： 葱花、姜丝、蒜片、淀粉、盐、植物油各适量。

做法：

1. 将腐竹切成片；木耳泡发，洗净。
2. 锅中放油烧热，用葱花、姜丝、蒜片炝锅，放入腐竹、木耳、盐，熟后用淀粉勾芡即可。

功效： 滋阴润肺，缓解肺炎。

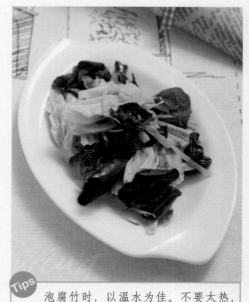

Tips 泡腐竹时，以温水为佳。不要太热，也不要过凉。

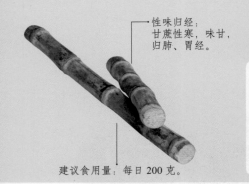

性味归经：
甘蔗性寒，味甘，
归肺、胃经。

建议食用量：每日200克。

甘蔗 清肺润喉，缓解咽喉肿痛

甘蔗是能清、能润，甘凉滋养的食疗佳品，古往今来被人们广为称道，就连那些清高儒雅的文人墨客也对其情有独钟。唐代诗人王维在《敕赐百官樱桃》中写道："饱食不须愁内热，大官还有蔗浆寒。"将甘蔗的微妙之处表现得淋漓尽致。现代医学研究表明，甘蔗中含有丰富的糖分、水分，此外，它对人体新陈代谢非常有益。

养肺功效

中医认为，甘蔗具有清热解毒、生津止渴、和胃止呕、滋阴润燥、润肺润喉等功效，对咽喉肿痛有一定疗效。

选购方法

1.看大小。好的甘蔗，是比较粗的，比较小的甘蔗，剥了皮，就没什么东西了。

2.看外表。一般比较直的甘蔗比较好，另外也不要有很多的斑点，最主要不要有虫子咬过。

3.看两端。新鲜甘蔗底部不会缺水，尾部也不会缺水。如果甘蔗放上几天，那两端就会变得干燥。要选择新鲜甘蔗食用。

食用人群

宜食人群	一般人群均可食用。尤其适合低血糖、大便干结、小便不利、反胃呕吐、虚热咳嗽和高热烦渴等患者食用
不宜人群	脾胃虚寒、胃腹寒痛者不宜食用；孕妇不宜经常食用

食用宜忌

不能选用发霉的甘蔗，这大多被真菌感染。否则，吃后会引起呕吐、抽搐、昏迷等中毒症状。

最佳烹调方法

榨汁、熬粥、炖汤。

搭配宜忌

✓ 甘蔗 + 白萝卜 + 百合 治气管炎、肺结核有效

✓ 甘蔗 + 山药 化痰效果好

✗ 甘蔗 + 白酒 容易生痰

益肺食谱

猪骨炖甘蔗

原料： 甘蔗 200 克，猪排骨 500 克，胡萝卜 1 根，鲜茅根 100 克，山药、莲子各 50 克，干橘皮 13 克。

调料： 盐、鸡精各适量。

做法：

1. 甘蔗去皮，洗净后切段；茅根洗净；胡萝卜去皮，切块；猪排骨切块，焯水，冲净。

2. 煲内加水适量，先放进干橘皮煮开，将各种食料放入，用大火煮开，再改小火慢煲 3 小时，调盐、鸡精即可。

功效： 护肝润肺、清虚热、解燥火、消瘙痒。

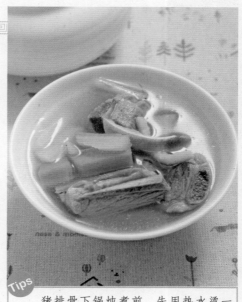

Tips

猪排骨下锅炖煮前，先用热水烫一下，撇去浮沫。

丝瓜甘蔗汁粥

原料： 生丝瓜汁、甘蔗汁各 100 毫升，粳米 50 ~ 100 克。

做法：

将丝瓜汁、甘蔗汁倒入锅中，兑入适量水，同粳米一起煮粥。

功效： 清热生津，消肿止痛。适用于咽喉炎、扁桃体炎导致的咽干肿痛、声音嘶哑、大便干结。

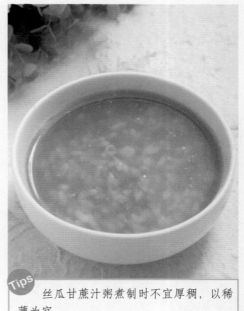

Tips

丝瓜甘蔗汁粥煮制时不宜厚稠，以稀薄为宜。

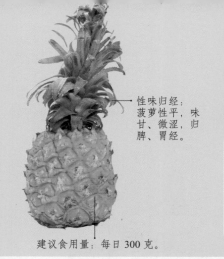

性味归经：
菠萝性平，味甘、微涩，归脾、胃经。

建议食用量：每日 300 克。

菠萝 清肺去热

菠萝是一种原产南美洲巴西、巴拉圭的亚马孙河流域一带的热带水果，16 世纪从巴西传入中国，有70 多个品种，为岭南四大名果之一。菠萝含有大量的果糖、葡萄糖、B 族维生素、维生素 C、磷、柠檬酸和蛋白酶等物质。

养肺功效

中医认为，菠萝具有健胃消食、补肺润肺、补脾止泻、清胃解渴等功用。李时珍在《本草纲目》中也肯定，菠萝可以健脾胃、固元气。对于肺热引起的咽喉肿痛、牙龈肿痛，菠萝有很好的调治作用。咳嗽、嗓子疼都是感冒最明显的症状，除了躺在床上安静地休息，不妨饮用一杯新鲜的菠萝汁，它有降温的作用，并能有效预防支气管炎，但是发热最好不要食用。

选购方法

挑选菠萝，要注意色、香、味三方面：果实青绿、坚硬、没香气的菠萝不成熟，色泽已由黄转褐，果身变软，溢出浓香就是成熟果实。捏一下果实，若有汁液溢出就说明果实已变质，不能食用了。

食用人群

宜食人群	一般人均可食用，尤其适宜支气管炎、身热烦躁、消化不良者和肾炎患者食用

不宜人群	溃疡病、凝血功能障碍的人应该禁食菠萝，发热及患有湿疹疥疮的人也不能多吃

食用宜忌

因为菠萝中含有刺激作用的苷类物质和菠萝蛋白酶，所以应将果皮和果刺修净，将果肉切成块状，在稀盐水或糖水中浸泡，浸出苷类，然后再吃。

最佳烹调方法

榨汁、熬粥、炒食。

搭 配 宜 忌

- ✓ 猪肉 + 菠萝
  促进蛋白质消化吸收
- ✓ 鸡蛋 + 菠萝
  消除疲劳、美白肌肤
- ✗ 虾 + 菠萝
  易致肠胃不适
- ✗ 胡萝卜 + 菠萝
  影响甲状腺功能

益肺食谱

菠萝粥

原料： 大米 100 克，菠萝肉 30 克。

调料： 冰糖、淡盐水各适量。

做法：

1. 大米洗净，浸泡 30 分钟；菠萝肉切成细丁，用淡盐水浸泡 10 分钟。
2. 锅内倒水烧沸，放大米煮至粥成，放菠萝丁煮沸，加冰糖调味即可。

功效： 滋阴润肺，滋润喉咙。

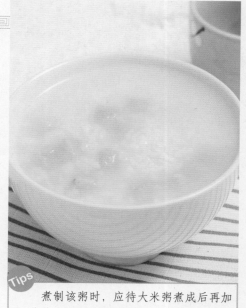

Tips 煮制该粥时，应待大米粥煮成后再加入菠萝，否则菠萝的营养容易丢失。

菠萝咕噜肉

原料： 猪肉 300 克，菠萝片 50 克。

调料： 植物油、盐、酱油、白醋、料酒、白糖、番茄酱、水淀粉、葱末、姜末、鸡蛋清适量。

做法：

1. 猪肉洗净，切块，放盐、料酒、水淀粉、鸡蛋清腌拌。
2. 锅内放植物油烧至五成热，倒入肉块炸至浅黄色，捞出，沥油；待油温升至七成热时，再将肉块回锅复炸至金黄色，捞出，沥油。
3. 锅内留少许底油烧热，放入葱末、姜末煸炒出香味，再放入番茄酱、白醋、白糖、酱油、盐、水淀粉炒成稠汁，最后放入肉块和菠萝片翻炒均匀即可。

功效： 护肺润肺，辅助治疗支气管炎。

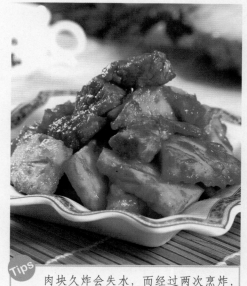

Tips 肉块久炸会失水，而经过两次烹炸，不仅可以避免外脆里生，而且表皮会更酥脆。

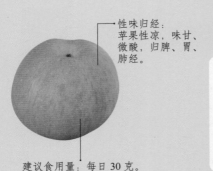

性味归经：
苹果性凉，味甘、微酸，归脾、胃、肺经。

建议食用量：每日 30 克。

苹果 生津止渴，润肺除烦

苹果在中国已经有两千多年的栽培历史，相传夏禹所吃的"紫柰"，就是红苹果，可见中国有苹果已经很久了。苹果是美容佳品，既能减肥，又可使皮肤润滑柔嫩。苹果中的营养成分可溶性大，易被人体吸收，故有"活水"之称，有利于溶解硫元素，使皮肤润滑柔嫩。

养肺功效

中医认为，苹果具有生津止渴、润肺除烦、健脾益胃、养心益气、润肠、止泻、解暑、醒酒等功效。吃较多苹果的人远比不吃或少吃苹果的人感冒概率要低。雾霾天气严重，多吃苹果可改善呼吸系统和肺功能，保护肺部免受空气中的灰尘和烟尘的影响。

选购方法

选购苹果时，应挑选个大适中、果皮光洁、颜色艳丽、软硬适中、果皮无虫眼和损伤、肉质细密、酸甜适度、气味芳香的。

搭配宜忌

✓ 银耳 + 苹果
润肺止咳

✓ 猪肉 + 苹果
消除疲劳

✗ 海鲜 + 苹果
引起腹痛

食用人群

宜食人群	一般人均可食用，适宜婴幼儿、中老年人食用；适宜慢性胃炎、消化不良、气滞不通患者食用；适宜便秘、慢性腹泻、神经性肠炎患者食用；适宜高血压、高脂血症、肥胖者食用
不宜人群	溃疡性结肠炎的病人、前列腺肥大的病人不宜生吃苹果；冠心病、心肌梗死、肾病、糖尿病患者慎吃；有胃寒症状者忌生食苹果

食用宜忌

1.苹果核有毒，请在食用时吐出，请勿吞食。即使榨汁也最好去除。

2.苹果宜在饭前 1 小时或饭后 2 小时吃。如果饭后马上吃苹果，不但不利于消化，还会造成胀气和便秘。在睡前吃苹果能消除口腔内的细菌。

最佳烹调方法

榨汁、熬汤、煮粥。

益肺食谱

苹果桂花粥

原料：苹果2个，大米100克，干桂花适量。

调料：白糖适量。

做法：

1. 苹果洗净，去皮，切块；大米淘净，用温水浸泡；干桂花洗净，泡开。
2. 锅里放水，烧开，放进大米煮至米烂，加入苹果块、干桂花煮熟，加白糖调味即可。

功效：润肺止咳。

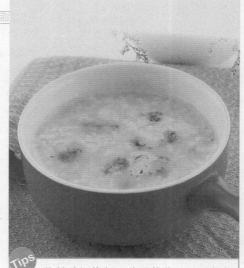

Tips 熬制时间越长，苹果越软，可以根据个人喜好调节熬制时间。熬粥时注意用小火，以免熬焦。

香蕉菠萝苹果汁

原料：香蕉2根，菠萝1/4个，苹果1个。

调料：淡盐水、蜂蜜各适量。

做法：

1. 香蕉、菠萝去皮，苹果去皮、去核，切成大小适中的块，将菠萝块放入淡盐水中浸泡一会儿。
2. 将3种水果一起放入榨汁机中榨汁，用蜂蜜调味即可。

功效：润肺、化痰、止咳。

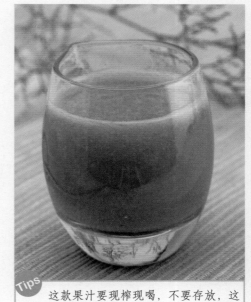

Tips 这款果汁要现榨现喝，不要存放，这样才能很好地吸收到维生素 A。

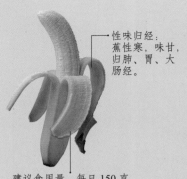

性味归经：
蕉性寒，味甘，归肺、胃、大肠经。

建议食用量：每日 150 克。

香蕉 （清肺降燥营养高）

香蕉属高热量水果，在一些热带地区还把香蕉作为主要粮食。香蕉果肉营养价值颇高，每 100 克果肉含糖类 20 克、蛋白质 1.2 克、脂肪 0.6 克；此外，还含多种微量元素和维生素。从营养角度看，香蕉是淀粉质丰富的有益水果。民间验方更有用香蕉炖冰糖，医治久咳；用香蕉煮酒，作为食疗。

养肺功效

香蕉含有多种营养，有清肺降燥的功效，对于肺燥、干咳无痰有一定的疗效。

选购方法

选购香蕉时，以果肉肥大，果皮外缘棱线较不明显，果肉尾端圆滑者为佳。香蕉有梅花点则食味较佳。选购时留意蕉柄不要泛黑，如出现枯干皱缩现象，很可能已开始腐坏，不可购买。

食用人群

宜食人群	一般人群都可食用。尤其适合口干烦躁、咽干喉痛者，大便干燥、痔疮、大便带血者，上消化道溃疡者，饮酒过量而宿醉未解者，高血压、冠心病、动脉硬化者
不宜人群	脾胃虚寒、便溏腹泻者不宜多食、生食，胃酸过多者不可食用，急慢性肾炎及肾功能不全者忌食

食用宜忌

1. 香蕉为热带水果，不适合冷藏，放进冰箱会加速腐败。

2. 空腹不宜吃香蕉，因为香蕉含有较多镁元素，空腹吃会使镁的含量骤然升高，从而破坏血液中的钙镁平衡，影响身体健康。

最佳烹调方法

煮粥、炖汤。

搭 配 宜 忌

✓ 银耳 + 香蕉
养阴润肺、生津整肠

✓ 蜂蜜 + 香蕉
美容养颜

✗ 红薯 + 香蕉
容易腹胀

✗ 芋头 + 香蕉
引起胃部不适

益 肺 食 谱

香蕉粥

原料：糯米100克，香蕉1根。

调料：冰糖5克。

做法：

1. 将糯米淘洗干净，用水浸泡4小时；香蕉去皮，切丁。

2. 锅放置火上，倒入适量清水烧开，倒入糯米大火煮沸后转小火煮至米粒熟烂，加香蕉丁煮沸，放入冰糖煮至化开即可。

功效：润肺滑肠、健脾养胃，有效防治便秘。

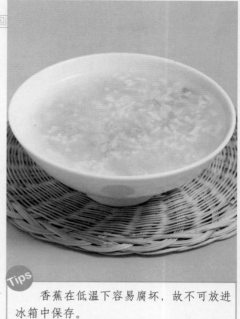

Tips 香蕉在低温下容易腐坏，故不可放进冰箱中保存。

香蕉燕麦粥

原料：香蕉1个，大米20克，燕麦片30克，牛奶100毫升。

调料：冰糖适量。

做法：

1. 香蕉去皮，切丁；大米和燕麦淘洗干净。

2. 锅置火上，倒入适量清水烧开，下入大米和燕麦，煮至米粒和燕麦熟透，加入冰糖煮至化开，离火，加入香蕉丁，倒入牛奶，搅拌均匀即可。

功效：润肺降火。

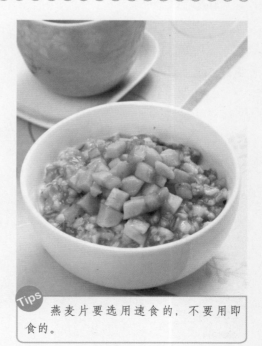

Tips 燕麦片要选用速食的，不要用即食的。

【补肺益气食材】

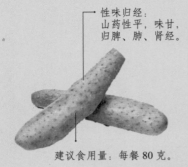

性味归经：
山药性平，味甘，
归脾、肺、肾经。

山药 　使你肺气充足

　　据古籍记载，多食山药有聪耳明目、延年益寿的功效，对人体健康很有益，因此被称为"食物药"。山药又名淮山、薯蓣，肉质洁白细嫩、质地柔滑鲜脆，既可以做主粮，又能做蔬菜，还能够蘸糖做成小吃。山药营养丰富，不但是食用的佳菜，还是滋补的佳品。

建议食用量：每餐80克。

养肺功效

　　中医认为，山药有生津益肺、补脾养胃的功效。经常食用山药，对于肺虚久咳、虚喘有很好的疗效。

选购方法

　　1.掂重量。选山药要先掂重量，较重的比较好，因为山药越重，所含黏液蛋白就越多。

　　2.看须毛。同一品种的山药，须毛越多的越好。须毛多的山药，口感更好，营养也更多。

　　3.看横切面。如果山药的横切面肉质呈雪白色，带有黏液，说明是新鲜的；呈铁锈般的黄色，则说明山药不新鲜。

食用人群

宜食人群	气短体虚、筋骨酸软、面黄目眩者适合食用
不宜人群	感冒、大便干燥及肠胃积滞者不宜食用

食用宜忌

　　1.将山药切碎食用，更容易消化吸收其中的营养物质。

　　2.山药皮含有皂角素，黏液里含有植物碱，有些人接触山药后会因过敏而皮肤发痒，因此，处理山药时应避免直接接触。

最佳烹调方法

炒、蒸、煲汤、煮粥。

搭配宜忌

✓ 鸭肉 + 山药
补阴养肺

✓ 莲子 + 山药
滋阴补肾、养心健脾

✗ 鲫鱼 + 山药
降低二者的营养价值

益肺食谱

冰糖山药羹

原料： 山药250克。

调料： 冰糖适量。

做法：

1. 将山药洗净，削去皮，切成小块。
2. 锅内倒入适量水，烧沸后放入山药块，待山药煮至六成熟时，放入冰糖，煮至山药软烂，汤汁浓稠即可。

功效： 健脾补肺，适用于肺虚久咳及咽干者。

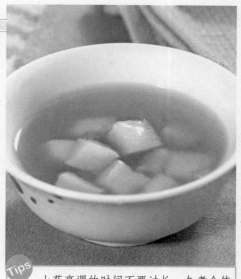

Tips 山药烹调的时间不要过长，久煮会使山药中所含的淀粉酶遭到破坏，降低其营养功效。

山药莲藕汤

原料： 山药150克，莲藕200克，枸杞子5克。

调料： 植物油、盐、鸡精、白糖、姜丝、清汤各适量。

做法：

1. 莲藕去皮，洗净，切厚片；山药去皮，洗净，切片；枸杞子洗净，备用。
2. 锅中放植物油烧热，放入姜丝略爆炒，倒入清汤煮沸。
3. 放入藕片、山药片，用中火煮至熟透，加入枸杞子煮5分钟，用盐、鸡精、白糖调味，盛入碗中即可食用。

功效： 补肺润肺，缓解秋燥、肺热咳嗽。

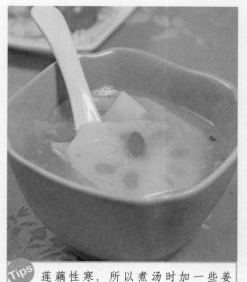

Tips 莲藕性寒，所以煮汤时加一些姜丝，可中和莲藕的寒性，味道好又有滋补功效。

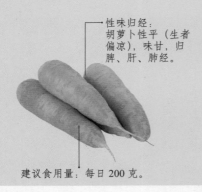

性味归经：
胡萝卜性平（生者偏凉），味甘，归脾、肝、肺经。

建议食用量：每日 200 克。

胡萝卜 预防呼吸道感染

胡萝卜别名红萝卜、黄萝卜、丁香萝卜，富含蔗糖、葡萄糖、淀粉、胡萝卜素以及钾、钙、磷等。每100 克鲜胡萝卜含 1.67 ～ 12.1 毫克胡萝卜素，含量高于西红柿的 5 ～ 7 倍，食用后经肠胃消化分解成维生素 A，可防治夜盲症和呼吸道疾病。

养肺功效

胡萝卜富含维生素 A，具有养肺、清肺的功能，对于预防呼吸道感染有一定的功效。

选购方法

细小的胡萝卜含糖更多、味道更甜，口感也脆。其中，紫色胡萝卜含有番茄红素最多，营养价值最高；红色细胡萝卜的胡萝卜素和番茄红素也比较多。所以，挑选细小型的、颜色呈紫红色的胡萝卜为好。

食用人群

宜食人群	一般人都可食用。更适宜皮肤粗糙、营养不良、食欲不振者，高血压、夜盲症患者食用
不宜人群	脾胃虚弱者宜少吃

食用宜忌

1. 胡萝卜用油炒一下或与肉同炖，将有助于营养的吸收。

2. 胡萝卜最好带皮吃，因为胡萝卜素主要存在于胡萝卜皮中。

最佳烹调方法

炒食、煮食、生吃、酱渍、腌制。

搭配宜忌

✓ 菠菜 + 胡萝卜
保护眼睛

✓ 蜂蜜 + 胡萝卜
润肠通便

✗ 酒 + 胡萝卜
产生毒素、损害肝脏

✗ 辣椒 + 胡萝卜
不利于维生素 C 的吸收

回锅胡萝卜

材料: 胡萝卜块 200 克, 青蒜段 50 克。

调料: 豆瓣酱 20 克, 葱末、姜末、盐各 3 克, 植物油适量。

做法:

1. 胡萝卜块入油锅炸至金黄色捞出。
2. 锅内留底油, 下葱末、姜末和豆瓣酱爆香, 倒入胡萝卜块翻炒, 加盐和青蒜段, 继续翻炒 1 分钟即可。

功效: 补脾益肺, 增强免疫力。

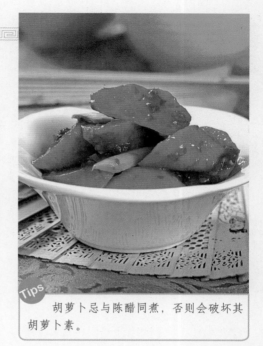

Tips 胡萝卜忌与陈醋同煮, 否则会破坏其胡萝卜素。

糖醋胡萝卜

原料: 胡萝卜 500 克。

调料: 盐、白糖、白醋、葱花各适量。

做法:

1. 将胡萝卜洗净, 切成细丝。
2. 胡萝卜丝用沸水焯过, 用清水过凉, 放入盐拌匀, 加入白醋、白糖腌渍入味, 撒上葱花即可。

功效: 养肺健胃, 适合消化不良者食用。

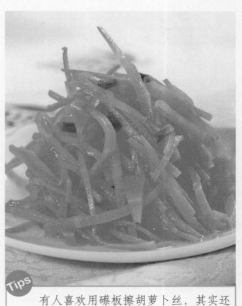

Tips 有人喜欢用礤板擦胡萝卜丝, 其实还是刀切出来的口感好。

第 **2** 章 养肺护肺怎么吃

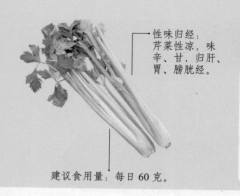

性味归经：
芹菜性凉，味
辛、甘，归肝、
胃、膀胱经。

建议食用量：每日 60 克。

芹菜 润肺止咳，预防肺癌

芹菜，有水芹、旱芹两种。旱芹香气较浓，又名"香芹"，亦称"药芹"。芹菜富含蛋白质、糖类、胡萝卜素、B族维生素、钙、磷、铁、钠等，同时，具有平肝清热、祛风利湿、除烦消肿、凉血止血、解毒宣肺、健胃利血、清肠利便、润肺止咳的功效。常吃芹菜，对预防高血压、动脉硬化等很有益。

养肺功效

中医认为，芹菜可"清胃涤热，通利血脉，利口齿润喉，明目通鼻，润肺止咳"。芹菜可以清除胃火，使血脉畅通，滋润咽喉，有润肺止咳的功效。现代医学认为，常食用芹菜，可抵消烟草中有毒物质对肺的损害，还能起到预防肺癌的作用。

选购方法

选购芹菜，色泽要鲜绿，叶柄应是厚的，茎部稍呈圆形，内侧微向内凹，这种芹菜品质是上好的，可以放心购买。

食用人群

宜食人群	一般人群均可食用。尤其适合高血压、动脉硬化、高血糖、缺铁性贫血、经期妇女食用
不宜人群	脾胃虚寒、大便溏薄者不宜多食；血压偏低的人慎用

食用宜忌

1. 芹菜要带叶一起吃，因为芹菜叶含有的维生素 C 比芹菜茎还多。

2. 芹菜焯水时，宜整棵焯后再切，以减少维生素的流失。

最佳烹调方法

炒、拌、炝或做配料，也可作馅心。

搭 配 宜 忌

✔ 核桃 + 芹菜
明目、润发、健脑

✔ 虾仁 + 芹菜
促进新陈代谢

✘ 黄瓜 + 芹菜
破坏维生素 C

✘ 蜂蜜 + 芹菜
易致腹泻

益肺食谱

核桃仁拌芹菜

原料： 核桃仁 50 克，芹菜 250 克。

调料： 盐、鸡精、香油、植物油各适量。

做法：

1. 核桃仁拣去杂质；芹菜择洗干净，入沸水锅中焯后捞出，沥干水分，晾凉，切段。
2. 炒锅置火上，倒入适量植物油，待油烧至五成热时放入核桃仁炒熟，盛出。
3. 将芹菜段和核桃仁放入盘中，用盐、鸡精和香油调味即可。

功效： 养肺润肺，清火化痰。

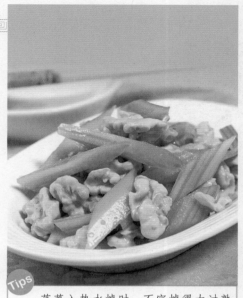

Tips 芹菜入热水焯时，不宜焯得太过熟烂，以免营养流失。

芹菜拌腐竹

原料： 芹菜 300 克，水发腐竹 200 克。

调料： 酱油、醋各 10 克，盐 6 克，鸡精 2 克，香油 20 克。

做法：

1. 将芹菜洗干净，去掉叶，切丝，放入开水中烫一下，再用凉水冲凉后装盘。
2. 腐竹切丝，放进开水中烫一下，再用凉水冲凉，码在芹菜上。
3. 用开水将鸡精化开，和酱油、盐、醋一起浇在芹菜和腐竹上，再加香油拌均匀。

功效： 清热、养肺、利尿、提神醒脑。

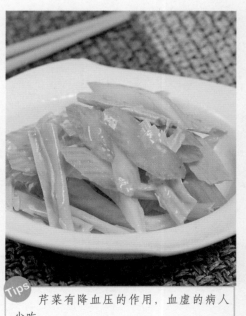

Tips 芹菜有降血压的作用，血虚的病人少吃。

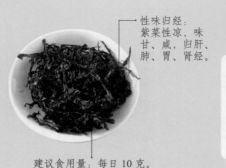

性味归经：
紫菜性凉，味甘、咸，归肝、肺、胃、肾经。

建议食用量：每日10克。

紫菜 [补肺的上乘佳品]

紫菜，是在海中互生藻类的统称。紫菜属海产红藻。叶状体由包埋于薄层胶质中的一层细胞组成，深褐、红色或紫色。同时紫菜还可以入药，制成中药，具有化痰软坚、清热利水、补肺养心的功效。

养肺功效

中医认为，紫菜具有化痰软坚、养肺的作用，它富含蛋白质、维生素和无机盐，对肺有益。适宜于慢性支气管炎、咳嗽等。

选购方法

1.紫菜以色泽紫红、无泥沙杂质、干燥者为好。

2.紫菜杂质多、质量差，要提前泡发处理后食用。

3.受潮变质的紫菜不能食用。

食用人群

宜食人群	肺病初起、咳嗽、慢性支气管炎、高血压、心血管病和各类肿块、增生的患者适合食用
不宜人群	腹胀、腹痛、脾胃虚寒者不宜食用

食用宜忌

皮肤病患者不宜吃紫菜，因为紫菜属于海鲜类的发物，不利于病情痊愈。

最佳烹调方法

炖汤。

搭 配 宜 忌

✓ 虾皮 + 紫菜
补钙、壮阳

✗ 菠菜 + 紫菜
影响钙的吸收

益肺食谱

紫菜萝卜汤

原料： 白萝卜 200 克，紫菜 10 克，香菜 2 克，鸡汤适量。

调料： 盐、香油、鸡精各少许。

做法：

1. 将白萝卜洗净，用刀切作细丝。
2. 将紫菜切碎。
3. 在鸡汤中装入紫菜、萝卜丝煮汤，熟时加入香油、鸡精、盐、香菜，即可装碗食用。

功效： 可治疗感冒发热无汗。

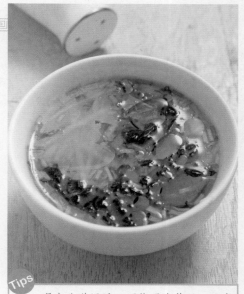

Tips 喝完这道汤后，不能再吃黄瓜，二者同吃会使食物所含有的营养降低。

紫菜荸荠豆腐羹

原料： 紫菜 30 克，荸荠 8 个，豆腐 1 块，猪瘦肉 120 克。

调料： 姜 1 片，葱花、水淀粉、盐各适量。

做法：

1. 紫菜浸透，洗干净；豆腐洗干净，切作粒状。
2. 荸荠、瘦肉、姜洗净；荸荠去蒂、去皮，切作粒状；瘦肉切作细丝。
3. 在瓦煲中加入清水，大火煲至水滚，然后加入上述材料，改用中火持续煲 2 小时，加少量盐、葱花调味，用少量水淀粉勾芡。

功效： 清热、润肺、化痰，可调治肺热咳嗽、痰黄稠、水肿等。

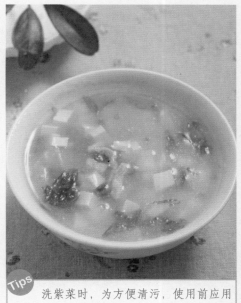

Tips 洗紫菜时，为方便清污，使用前应用清水泡发，并换两次水。

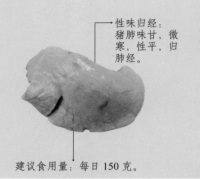

性味归经：
猪肺味甘，微
寒，性平，归
肺经。

猪肺 补肺佳品

猪肺即猪肺部肉，色红白，猪肺含有大量人体所必需的营养成分，包括蛋白质、脂肪、钙、磷、铁、烟酸以及维生素 B_1、维生素 B_2 等。

建议食用量：每日 150 克。

养肺功效

中医认为，食用猪肺可补人的肺脏。据《本草图经》记载：猪肺，补肺。猪肺可补虚、止咳、止血，对于治疗肺虚咳嗽、久咳咯血有一定功效。

选购方法

选购猪肺的时候，表面色泽粉红、光泽、均匀，富有弹性的为新鲜猪肺。变质肺颜色为褐绿或灰白色，有异味，不能食用。如见肺上有水肿、气块、结节以及脓样块节外表异常的也不能食用。

食用人群

宜食人群	适宜一般人群，尤其适合肺虚久咳、肺结核、肺痿咯血者食用
不宜人群	便秘、痔疮者不宜多食

食用宜忌

猪肺为猪内脏，里面隐藏着大量的细菌，必须清洗干净且选择新鲜的肺来煮食。

最佳烹调方法

炖、炒。

搭 配 宜 忌

✓ 猪肺 + 梨
润肺止咳

✓ 猪肺 + 百合
滋阴生津，润肺止咳

✗ 猪肺 + 糖块
易导致腹痛、呕吐

益肺食谱

陈皮蜜枣猪肺汤

原料： 猪肺1个，陈皮1片，红枣2枚，杏仁15克。

调料： 盐适量。

做法：

1. 红枣、陈皮洗净；杏仁去皮，洗净；猪肺洗净，切块。

2. 猪肺放到滚水中煮5分钟。

3. 瓦煲内加入清水，用大火煲至水滚，后放进原料，改用中火煲两小时，加少量盐调味，即可食用。

功效： 清热解毒，润肺止咳。主治口干咽痛、烦躁口渴、肺热咳嗽等症。

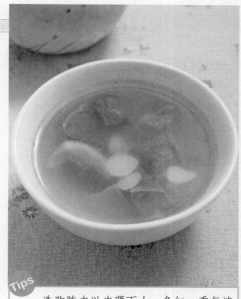

Tips 选购陈皮以皮薄而大，色红，香气浓郁者为佳。

沙玉猪肺汤

原料： 沙参、玉竹各15克，猪心、猪肺各1个。

调料： 葱、姜、盐各适量。

做法：

1. 将葱洗净，切段；姜切片；沙参、玉竹各洗净，装进药袋。

2. 猪心、猪肺分别洗净，切片。

3. 将上述材料一起放入砂锅内，再放进葱段、姜片，加水，放置大火上煮沸，将浮沫撇去，改小火炖至肉烂，加盐调味，即能食用。

功效： 补肺润燥，用于肺虚久咳、短气咳血等症。

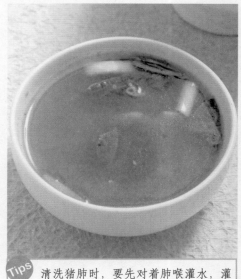

Tips 清洗猪肺时，要先对着肺喉灌水，灌满后将水挤出，反复几次，挤尽血水和猪肺气管中的泡沫。

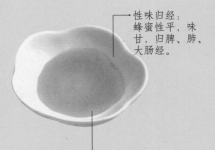

性味归经：蜂蜜性平，味甘，归脾、肺、大肠经。

建议食用量：每日30克。

蜂蜜 保护肺脏，抗菌消炎

蜂蜜为蜜蜂采集花蜜，经自然发酵而成的黄白色黏稠液体。蜂蜜被誉为"大自然中最完美的营养食品"，古希腊人把蜜看作是"天赐的礼物"。中国从古代就开始人工养蜂采蜜，蜂蜜既是良药，又是上等饮料，服用可延年益寿。

养肺功效

蜂蜜含有多种无机盐，常食用有润肺止咳的功效。

选购方法

1. 观察色泽。色泽清晰明亮的为佳品，颜色深的要比颜色浅的好。

2. 看瓶中是否有沉积。如果瓶中有部分沉积，则不如没沉积的好。

3. 拿起瓶来倾侧。蜂蜜略为浓稠且不能摇荡的是佳品。

食用人群

宜食人群	一般人群均可食用。尤其适宜老人、小孩，便秘、高血压、支气管哮喘患者食用
不宜人群	不适宜糖尿病患者，脾虚泻泄及湿阻中焦的脘腹胀满、舌苔厚腻者食用

食用宜忌

1. 蜂蜜宜用温水冲服，不可用沸水冲服，更不宜煎煮，否则其营养素会被破坏。

2. 长期空腹喝蜂蜜水容易由于胃酸分泌过多而得胃溃疡或十二指肠溃疡，所以蜂蜜水最好饭后饮用。

最佳烹调方法

泡菜、煮粥。

搭配宜忌

✓ 梨 + 蜂蜜
清热化痰、止咳

✓ 山药 + 蜂蜜
补益中气、提神醒脑

✗ 韭菜 + 蜂蜜
易致腹泻

✗ 大葱 + 蜂蜜
易致胸闷

益肺食谱

蜜汁山药

原料：山药500克，蜂蜜120克，枸杞子10克，植物油适量。

做法：

1. 将山药洗净，去皮，切成小长条，用水浸泡，用时捞出沥干水分；枸杞子用水泡软，待用。
2. 锅里放入植物油（以能没过山药条为宜），烧至七成热时，放入山药条，用中火炸至略微变黄捞出，将油沥干。
3. 将锅中的油倒出，洗净锅，将蜂蜜（兑适量水）倒入锅内熬煮；等蜜汁变得浓稠时，放山药和枸杞子炒匀。

功效：滋阴润肺。

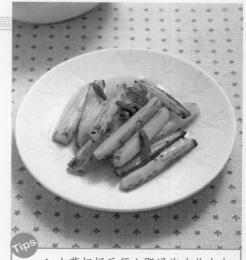

Tips

1. 山药切好后须立即浸泡在盐水中，以防止氧化发黑；2. 新鲜山药切开时会有黏液，极易滑刀伤手，可以先用清水加少许醋洗，这样可减少黏液。

洋参百合蜜饮

原料：西洋参5克，鲜百合50克，蜂蜜30克。

做法：

1. 将西洋参、百合洗净，一起放入砂锅内。
2. 加适量清水，用火煎1小时左右，汤成后加蜂蜜稍煮片刻即可。

功效：益气养阴，润肺化痰。

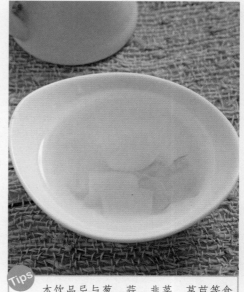

Tips

本饮品忌与葱、蒜、韭菜、莴苣等食用，否则会引起腹泻。

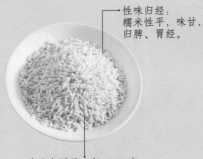

性味归经:
糯米性平，味甘，
归脾、胃经。

糯米 补养肺气

糯米又叫江米，形细，是家庭经常食用的粮食之一。因其香糯黏滑，常被用以制成风味小吃，深受大家喜爱。逢年过节很多地方都有吃糯米年糕的习俗。糯米富含 B 族维生素，能温暖脾胃、补益中气。对脾胃虚寒、食欲不佳、腹胀腹泻有一定缓解作用。糯米有收涩作用，对尿频、自汗有较好的食疗效果。

建议食用量：每日 50 克。

养肺功效

中医认为，糯米适宜多汗、血虚、脾虚、体虚、盗汗、肺结核、神经衰弱等症患者食用。另外，糯米适宜煮成稀薄粥，不仅营养丰富、有益滋补，且极易消化吸收，可补养肺气。

选购方法

1.看品种。一种是椭圆的，挑选时要看它是否粒大饱满；还有一种是细长发尖的，挑的时候要看是否发黑或坏掉。

2.看颜色。糯米的颜色雪白，如果发黄且米粒上有黑点，就是发霉了，不宜购买；糯米是白色不透明状颗粒，如果糯米中有半透明的米粒，则是掺了大米的，不宜购买。

食用人群

宜食人群	适宜体虚自汗、盗汗、多汗、血虚、头晕眼花、脾虚腹泻的人食用；适宜肺结核、神经衰弱、病后产后之人食用

不宜人群	湿热痰火偏盛的人忌食；发热、咳嗽痰黄之人忌食；糖尿病患者不食或少食；老人、小孩要慎用

食用宜忌

糯米适合在冬天食用，因为糯米性温，食后会感觉身上很暖和。

最佳烹调方法

熬粥、蒸食。

搭配宜忌

✓ 百合 + 糯米
消除疲劳、改善气色

✓ 红枣 + 糯米
祛寒、健脾胃

✗ 苹果 + 糯米
引起肠胃不适

✗ 醋 + 糯米
易导致消化不良

益 肺 食 谱

山药糯米粥

原料：糯米100克，山药50克。

调料：白糖10克。

做法：

1. 糯米淘洗干净，用水浸泡4小时；山药洗净，去皮，切小丁。
2. 锅内放适量水烧沸，放入糯米，煮沸后转小火慢熬至八成熟，加入山药丁熬煮至熟，加白糖调味即可。

功效：益肺止咳，健脾益胃。

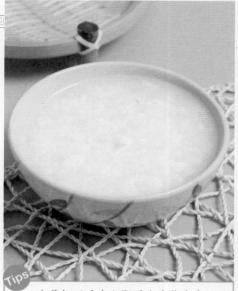

Tips 山药切丁后应立即浸泡在盐水中，以防止氧化发黑。

百合红枣糯米粥

原料：干百合5克，红枣10颗，糯米100克。

做法：

1. 干百合用清水泡软；红枣洗干净；糯米淘洗干净，用清水浸泡2小时。
2. 锅内倒入适量的清水烧开，放入糯米煮至九成熟，加红枣和百合煮至米粒熟烂即可。

功效：滋养肺脏，改善气色。

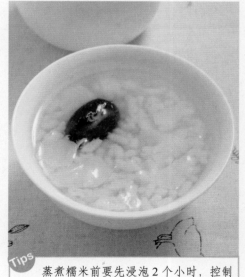

Tips 蒸煮糯米前要先浸泡2个小时，控制好蒸煮时间，煮过头就会失去糯米的原味和香气。

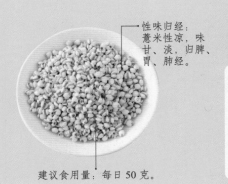

性味归经：
薏米性凉，味甘、淡，归脾、胃、肺经。

建议食用量：每日50克。

薏米 健脾利肺，清热排毒

关于薏米，有个典故：东汉名将马援领兵到南疆打仗，军中士卒病者很多，当地民间有种用薏米治瘴的方法，用后果然疗效显著，薏米被视为"救命草"。薏米是禾本科植物薏苡的种仁，具有健脾、补肺、清热、利湿的功效。薏米富含蛋白质、淀粉、糖类、维生素 B_1、钙、磷等，有祛湿消肿、美白祛斑的功效。

养肺功效

中医认为，薏米有健脾利肺、清热排脓功能。用于治疗水肿脚气、关节疼痛、肠痈、肺痿等症。

选购方法

1. 看薏米的光泽。看薏米是否有光泽，有光泽的薏米颗粒饱满，这样的薏米比较成熟，营养也高。

2. 看薏米的颜色。好的薏米一般呈白色或黄白色，色泽均匀，带点粉性。

3. 品薏米的味道。好的薏米味道甘甜或微甜，吃起来口感清淡。

食用人群

宜食人群	多数人都能食用，尤其适合体弱的人
不宜人群	怀孕早期的妇女，汗少、尿多、便秘者不宜食用

食用宜忌

薏米的米质较硬，烹调前需要用水浸泡。最好将泡米水与米一起下锅同煮，以免薏米所含营养物质流失。

最佳烹调方法

熬粥。

搭配宜忌

✓ 胡萝卜 + 薏米
养颜润肤

✓ 红豆 + 薏米
祛湿消肿，预防贫血

✗ 海带 + 薏米
易引起瘀血和静脉曲张

益 肺 食 谱

山药薏米粥

原料：薏米60克，山药50克。

做法：

1. 薏米淘洗干净，用清水浸泡2~3小时；山药去皮，洗净，切块。
2. 锅内倒入适量清水烧开，下入薏米煮至软烂，加山药块煮至黏稠即可。

功效：润肺清热、健脾益气。适用于脾肺气阴亏损，午后低热、咳嗽、骨质疏松等症。

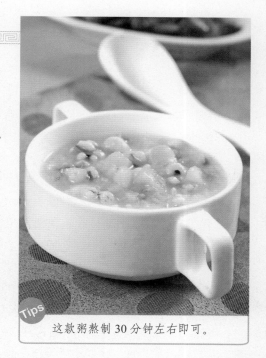

Tips 这款粥熬制30分钟左右即可。

薏米雪梨粥

原料：薏米、大米各50克，雪梨1个。

做法：

1. 薏米、大米分别淘洗干净，薏米用水浸泡4小时，大米用水浸泡30分钟；雪梨洗净，去皮和蒂，除核，切丁。
2. 锅内放入适量清水烧开，放入薏米、大米大火煮沸后转小火煮至米粒熟烂，再放入雪梨丁煮沸即可。

功效：清肺热，去肺火，美白皮肤。

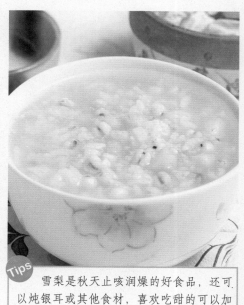

Tips 雪梨是秋天止咳润燥的好食品，还可以炖银耳或其他食材，喜欢吃甜的可以加些冰糖。

第2章 养肺护肺怎么吃

99

养肺不宜吃的食物

过食冷饮会伤肺

中医古籍《黄帝内经》记载"形寒饮冷则伤肺"的观点，中医认为，寒食会伤肺胃之气；因外感寒邪，过食生冷之物，导致寒凝于胃，胃中阳气不展，气机阻滞，胃失通降之职。胃气不能合理疏降，就会引发感冒、咳喘、气管炎等各种肺部疾病。

冷食和冷饮是最容易损伤肺的杀手。比如有些人容易得过敏性鼻炎，这就和喜欢吃冷饮有很大关系。冷饮的寒凉之气，冲进鼻腔的保护黏膜，就会受到鼻炎的困扰。

有很多家长，喜欢给孩子买冰激凌、冰棍这样的冷饮，不管夏天、冬天，孩子一要，就买。其实，时日一长，就会伤到孩子的肺。所以无论冬夏，人最好的饮料就是常温的水、茶。

南方人喜欢夏天喝凉茶，其实凉茶是性寒的。南方很多人得咽炎，这都跟冷的、凉的东西有关系。我们觉得天这么热，喝点凉的可以降温，理所当然。其实，这样一来身体中的阳气全都调到表面了，里面全是寒的，再喝凉茶这些冷饮到体内继续寒，那就属于寒上加寒。

夏天过食生冷的食物，人体里面就会偏寒，所以夏天很容易腹泻。这就是寒气损伤了肺胃所致。

老百姓有句民谚说得非常好，叫"冬吃萝卜，夏吃姜"。萝卜是清凉的，姜是热的，越是夏天越要吃点温热的东西。

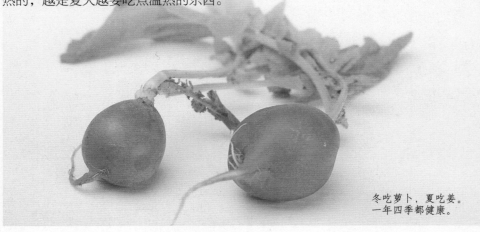

冬吃萝卜，夏吃姜。
一年四季都健康。

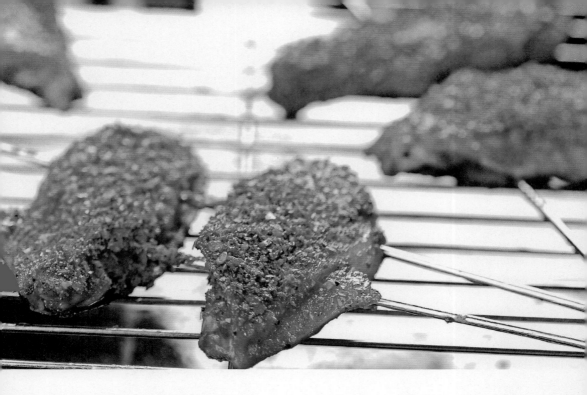

油炸熏烤食品会伤肺

熏烤油炸食物如烤鸭、烤鸡、腊肠等，因为它们具有一种特殊的扑鼻而来的香味，一直为人们所青睐。然而，经常大量地吃熏烤、油炸的食物会伤肺，甚至引发肺癌。

研究证实，烧烤类和油炸食品危害很大。油炸食品的危害主要是能致癌，这主要是因为其中含有一种化合物——丙烯酰胺，这种化合物是富含淀粉类的食物在高温下油炸分解所产生的，能诱发多种良性或恶性肿瘤。经常食用，癌症发病的危险性会增高很多。其二危害是，油炸食品含油太高，经常食用会导致心脑血管病、高血压、肥胖、糖尿病、脂肪肝等慢性疾病。

烧烤食品中含有一种强致癌物——苯并芘，这种物质是在烧烤食品时产生的，经常食用会在体内蓄积，能诱发肺癌、肠癌等多种恶性肿瘤。同时，在烧烤类食品中还含有一种致癌物——亚硝胺，亚硝胺的产生主要是因为肉类在烧烤前都要腌制，如果腌制时间过长，则容易产生此物质。

所以，我们应该引起足够重视。为了尽可能避免或减轻烧烤、油炸食品的摄入，我们进食时要注意：经常吃富含维生素 C 和维生素 A 的蔬菜、水果，如胡萝卜、橘子、苹果、白萝卜等，以此取代油炸熏烤食物，抵抗住它的诱惑，以防我们的肺受伤。

肥腻食物会伤肺

肥甘厚腻之品，属于甜味、油腻性食物。经常吃这些食物，容易使体内产生燥火，易伤肺阴，尤其在秋季，更要注意。中医认为，燥易伤肺，极易引发呼吸系统疾病，因此对肥肉的诱惑不能掉以轻心。

国外专家分析，肥腻高脂饮食会使人体肺功能下降，这一现象，在哮喘病人身上更为明显。

肥肉、油脂等高脂肪食物摄入过多，会产生肺火，肺火不能在体内得到宣泄，肺部就会滋生各种疾病，比如伤食感冒、肺炎、肺结核，甚至肺癌等。从中医角度来说，肿瘤属于积证的范畴。《黄帝内经》记载，积证就是津液、瘀血的凝滞，而肥厚饮食容易助湿生痰，无疑会加重病理产物的凝聚。

从现代医学的角度来说，经常吃高脂肪饮食可促使肝脏分泌更多的胆汁，进入肠道后，胆汁中的初级胆汁酸在肠道厌氧菌的作用下转变成脱氧胆酸及石胆酸，而这两种物质均是促癌剂，可以引发各种癌变。同时，脂肪还能为多种肿瘤提供适宜的生长环境。

因此，养肺保健康，让身体不受疾病困扰，就要少吃或者不吃肥腻食物。日常生活中，可适量食用新鲜水果，以代替肥腻食物。

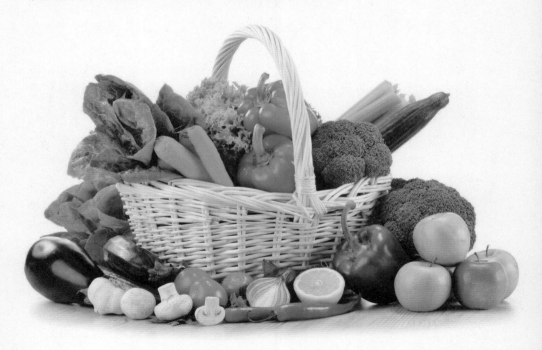

第 **3** 章

对症养肺保健康

〖风热感冒〗

病因	风热之邪犯表、肺气失和所致。热邪壅盛，导致皮肤卫表不能正常发挥作用，也就是说，感受风热邪气引起的疾病
症状表现	感冒前会有咽喉红肿疼痛；咳嗽、咳痰；流黄鼻涕；发热重、有汗、便秘；舌苔带黄或白等症状
易感人群	过度疲劳、免疫力低下的人群容易在春夏季患病

调理方案

● 生活调理

1. 风热感冒的治疗，大多数情况就是通便，可以喝点凉茶。要多喝水，饮食要清淡。

2. 每晚用热水泡脚 15 分钟，要注意泡脚时水量要没过脚面，泡后双脚要发红，可预防感冒。

3. 感冒初起时，可用电吹风对着太阳穴吹 3 ~ 5 分钟热风，每日数次，可加速痊愈。

● 运动健身

1. 将两手臂伸直，交替拍胸部各 20 次，可以增强机体免疫力，促进血液流动，不被感冒盯上。

2. 背部自然直立端坐，眼微闭放松，双手松握拳，适当用力捶打脊背中央和两侧，同时轻叩牙齿吞咽唾液。可以预防感冒、健肺养肺。

3. 每天晨起后，适当慢跑一刻钟，做早操，增强体质，增加机体免疫力。

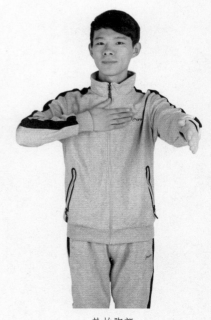

轮拍胸部

● 按摩调理

用两只手的食指同时按揉两侧的
迎香穴，沿着顺时针或者逆时针的方
向分别按揉，直到局部产生肿胀感为
止。这样可以促使鼻黏膜生长，保持
鼻腔湿润，预防感冒。

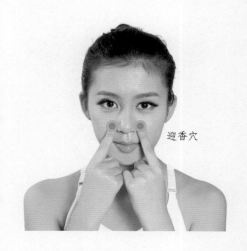

迎香穴

● 偏方调理

1. 将大葱放碗内，加半茶杯温开水捣成汁。用煮开的黄酒，冲薄荷叶，泡 1 ~ 2
   分钟后，滤掉薄荷叶倒出黄酒，连同葱汁和匀。用毛巾蘸着混合的汁液，擦两
   太阳穴、两肘弯、两手心、两腋下、两足心及前后胸肋骨间。擦时要用力均匀，
   轻重适度。

2. 用消毒棉签蘸上少量食醋，轻轻涂抹鼻腔黏膜，每天做 2 ~ 3 次。

● 饮食宜忌

✔宜吃食物

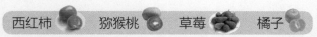

西红柿　　猕猴桃　　草莓　　橘子

这些食物富含维生素 C，可以增强人体免疫力，防治风热感冒。

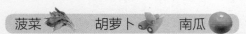

菠菜　　胡萝卜　　南瓜

这些食物富含胡萝卜素，有助于提高呼吸道黏膜的抵抗力，对抗风热感冒
病毒。

✖忌吃食物

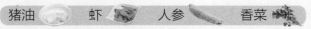

猪油　　虾　　人参　　香菜

忌食油腻、黏滞、燥热、甘甜食物，这些食材使外邪不容易祛除，影响感冒
的疗效。

风热感冒调养食谱

猪瘦肉柴葛汤

食材： 猪瘦肉 120 克。

药材： 葛根 30 克，柴胡 12 克。

调料： 盐、鸡精各适量。

做法：

1. 将猪瘦肉、葛根、柴胡分别洗净，猪瘦肉切小块。

2. 将材料放入锅中，加适量清水，大火煮沸后去浮沫，用小火煮 2 小时后加盐、鸡精调味即可。

用法用量： 趁热服用，每日 1 次。

功效： 燥热会伤肺，此汤可以滋阴润燥，达到治感冒、养肺的功效。

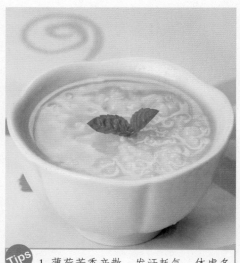

Tips 猪肉不宜多吃，否则容易助湿、生痰，身体肥胖或痰湿内盛者要慎食。

薄荷粥

食材： 粳米 60 克。

药材： 薄荷 15 克。

做法：

1. 将薄荷用清水洗净，然后沥干水。

2. 粳米淘洗干净，直接放进锅内，加清水适量；先用大火煮沸，再小火慢慢煮，等到米烂粥稠的时候，加入薄荷叶，烧沸就可以了。

用法用量： 早晚餐空腹食用，以出汗为最佳。

功效： 薄荷有疏散风热、清利头目的作用，是治疗发热的"专家"。外感风热、头痛目赤、口疮口臭、咽喉肿痛的人最宜常食之。

Tips 1. 薄荷芳香辛散，发汗耗气，体虚多汗的人不宜选用。

2. 薄荷会减少产妇的乳汁量，所以哺乳期女性最好别用。

养肺就是养命

【咳嗽】

病因	咳嗽分外感和内伤两个原因。外感多由风、寒、燥、热等邪侵入肺部所致；内伤多由痰湿、肝火及肺虚所致
症状表现	外感咳嗽痰多稀薄、鼻塞、流涕、舌苔薄白；内伤咳嗽痰湿兼痰多白黏、胸闷、苔腻、脉滑
易感人群	过度疲劳、免疫力低、过敏体质、有肺部疾病、感冒等人群容易咳嗽

调理方案

● 生活调理

1. 多喝一些温开水、姜汁水或葱头水。可以在房间里放一个加湿器，适当补充水分。
2. 经常到户外活动，即使是寒冷季节也应坚持，只有经受过锻炼的呼吸道才能够顶住冷空气刺激。
3. 对家族有哮喘及其他过敏性病史的人，一旦咳嗽就应格外注意，要及早就医诊治，明确诊断，积极治疗，阻止发展成哮喘病。

● 运动健身

1. 可以根据自己的体质坚持晨起跑步，增强身体素质，提高抗寒能力，预防咳嗽。
2. 一只手放在胸前，一只手放在腹部，做腹部呼吸。吸气时胸部不动，尽力挺腹；呼气时腹肌主动缓缓收缩，以增加腹压让膈肌上提。按照此方式呼吸，可以锻炼肺活量，提高肺功能。

腹部呼吸

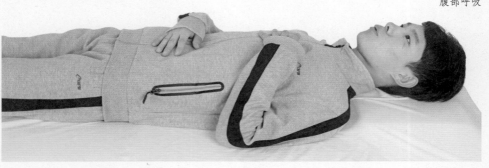

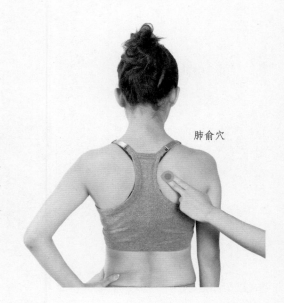
肺俞穴

● 按摩调理

　　按两侧的肺俞穴。先低头找到脖子后面正中有一个骨性的突起，这是第七颈椎的棘突，往下数三个这样的突起，是第三胸椎棘突，再往两边1.5 寸处就是肺俞的位置，两侧都有。

● 偏方调理

1. 将 30 克葱白、30 克姜、6 克盐一起捣成泥，加适量白酒调匀，用双层纱布包好；覆盖在肚脐上，用热水袋加温，直到全身出汗为止。
2. 将 40 克艾叶加 1500 毫升水一起煮沸，捞去艾叶，把水放在洗脚盆中，双脚上蒙一块擦脚布置于盆沿上接受熏蒸。待水温稍低双脚能够忍受时，再泡脚。每晚睡前泡 20 分钟，3 ～ 5 次即能治愈咳嗽。

🍊饮食宜忌

✅宜吃食物

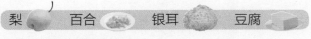
梨　　百合　　银耳　　豆腐

这些食物可以润燥养肺。

❌忌吃食物

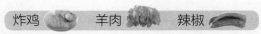
炸鸡　　羊肉　　辣椒

忌食胀气食物、发物、辛辣食物，这些食物对呼吸道有一定的刺激作用，不利于咳嗽恢复。

补肺止咳食谱

猪肉百合莲枣汤

食材： 猪瘦肉 250 克，红枣 10 颗。

药材： 百合 50 克，莲子 50 克。

调料： 蜂蜜、冰糖各适量。

做法：

1. 将所有食材洗净，猪肉切块，莲子去皮、心，红枣去核。
2. 所有材料加水大火煮沸，去浮沫，用小火炖至熟烂。
3. 加适量蜂蜜、冰糖稍煮一会儿即可。

用法用量： 趁热服用，每日 1 次。

功效： 清肺润燥，尤其适用于秋季肺燥干咳，心烦失眠。

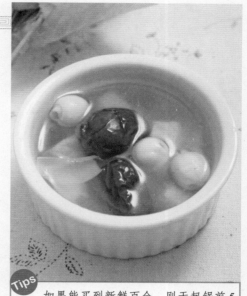

Tips 如果能买到新鲜百合，则于起锅前 5 分钟加入即可，不宜久煮。

罗汉果煲猪肺

食材： 猪肺 250 克。

药材： 罗汉果 1 个。

做法：

1. 猪肺切成小块，挤出泡沫，洗净；罗汉果洗净。
2. 将猪肺和罗汉果加适量清水一起煮，先大火煮沸，再小火煮 30 分钟至猪肺熟烂为止。

用法用量： 趁热服用，每日 1 次。

功效： 清热化痰、润肺止咳。

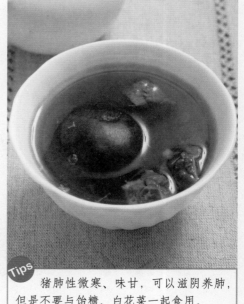

Tips 猪肺性微寒、味甘，可以滋阴养肺，但是不要与饴糖、白花菜一起食用。

〖支气管炎〗

病因	气管、支气管黏膜及其周围组织的慢性非特异性炎症引起的
症状表现	咽痛、鼻塞、低热、咳嗽，背部肌痛，呼吸困难、喘鸣、阵发性咳嗽和黏痰
易感人群	老年人、吸烟人群、有家庭遗传病史的人群

调理方案

● 生活调理

1. 保持居室空气清新，忌烟戒酒，避免烟尘、异味及油烟等理化因素刺激。预防感冒，加强耐寒锻炼，缓解期要注意劳逸适度，适当锻炼身体以增强体质。

2. 饮食宜清淡，多吃营养丰富、易消化吸收的食物，进食要规律，有节制，少食多餐，忌暴饮暴食。

3. 每天饮水量不低于 2000 毫升，有利于痰液稀释，保持呼吸道通畅。

4. 因奶制品易使痰液变稠，使感染加重，应适量限制食用奶制品。在不食用奶制品时，应注意每天补充优质钙。

● 运动健身

1. 先解开衣领，双手搓热，然后将手掌贴在颈部摩擦，直到颈部发热为止，每天两次，可以改善颈部和气管的血液循环。

2. 跪在床上，弯下腰，将前臂贴在床上，使胸部尽量压向床，然后反复抬起下压腹部 30 次，有助于痰多的人锻炼排痰。

弯腰起坐

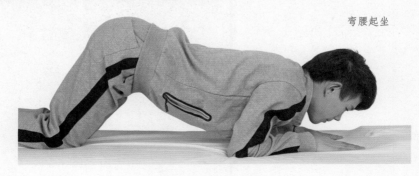

● 按摩调理

正坐，用两手拇指分别按摩肺门穴，有酸胀感为好，同时可以用双手食指点压天突穴，持续1分钟。然后，用中指按压膻中穴，缓慢揉动半分钟。

膻中穴

● 偏方调理

1. 用20克陈皮、15克海藻水煎两次混合，每剂分4次服用，3小时服一次，可以清热化痰，治疗支气管炎。

2. 雪梨一个去掉核，加入10克贝母粉，放在碗中蒸熟，每天食用1次。

● 饮食宜忌

✔宜吃食物

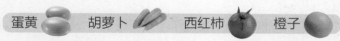

蛋黄　　胡萝卜　　西红柿　　橙子

这些食物富含维生素A和维生素C，对维持呼吸道上皮组织的正常功能、减轻咳嗽症状有一定的作用。

✖忌吃食物

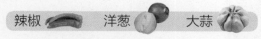

辣椒　　洋葱　　大蒜

这些辛辣食物吃后可助热生痰，并可刺激支气管黏膜，使局部水肿，咳喘加重。

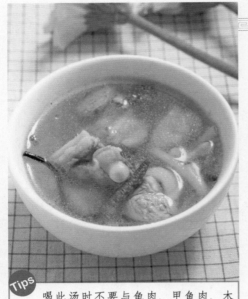

虫草鸭肉汤

食材： 老鸭1只。

药材： 虫草10克。

调料： 姜、葱、花椒、鸡精、盐各适量。

做法：

1. 把鸭肉在沸水中焯烫，备用。
2. 葱切段，姜去皮，切片，连同虫草一起填入鸭内。
3. 将鸭子放入锅内，加清水，放入花椒，先大火煮沸去掉浮沫，再用小火炖至熟烂，加鸡精、盐调味即可。

用法用量： 每隔3天食用1次。

功效： 适用于阴阳两虚所造成的支气管炎。

柿饼鲫鱼百合汤

食材： 柿饼2个，鲫鱼1条。

药材： 百合30克。

调料： 猪油10克、盐3克。

做法：

1. 百合、柿饼用温水泡软洗净；鲫鱼去内脏，清洗干净。
2. 所有材料一起放入锅中，加适量清水，大火煮沸后加猪油、盐，改小火煮2小时即可。

用法用量： 趁热服用，每日1次。

功效： 养肺止咳，适用于慢性支气管炎、支气管扩张者。

Tips 此汤不宜与麦冬、沙参、芥菜、蟹肉、章鱼同时食用。吃完柿饼后不宜喝白酒、热水和菜汤。

〖 过敏性鼻炎 〗

病因	天气多变，忽冷忽热，加上空气中飘浮着大量的植物花粉，再加上天气干燥，鼻腔就很容易受到这些外来刺激物的刺激而诱发鼻炎
症状表现	鼻塞、鼻痒、流清水涕、喉部不适、咳嗽
易感人群	过敏体质、年轻人、免疫力低的人群

调理方案

● 生活调理

1. 做好室内清洁，定期清扫地毯，清洗床上用品、窗帘，使用有滤网的空气净化机、吸尘器等。

2. 在花粉致敏季节，应当规避致敏原。

3. 对动物皮毛过敏的人最好不要养宠物。

● 运动健身

扩胸运动

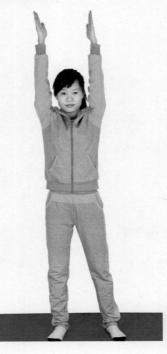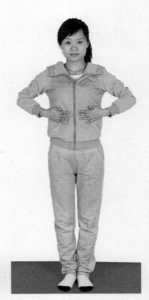

1. 立正姿势站好，左脚向左跨出与肩同宽的半步，两臂向上举起同时用力吸气。

2. 收回两臂至胸前，同时用力呼气，左脚收回原处，恢复立正姿势。

3. 换右脚迈出，重复以上动作，左右交替连做4次。

● 按摩调理

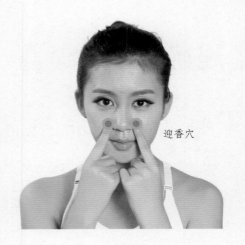

迎香穴

用双手食指上下按摩鼻翼两侧的迎香穴和鼻梁两侧 10 ~ 20 次。用右手掌心按摩鼻尖处的素髎穴，按照从左往右再往左的顺序，各按摩 10 ~ 20 次。

● 偏方调理

1. 取几段葱白，捣烂，放几小团指甲盖大小的药棉浸葱汁，然后用棉签蘸淡盐水清洁鼻孔，再将浸了葱汁的棉花团塞入鼻孔内，保持数分钟后，再更换新的棉花团。每次如此塞 30 分钟至 1 小时，每天 2 ~ 3 次即可。
2. 玉米须晒干，用纸卷成烟卷，点燃，用鼻子嗅其烟味。每日 3 ~ 5 次。

● 饮食宜忌

✔宜吃食物

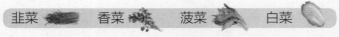

韭菜　　香菜　　菠菜　　白菜

这些富含维生素 C 及维生素 A 的食物对鼻炎的治愈很有帮助。

✘忌吃食物

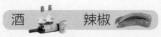

酒　　辣椒

这些刺激性食物容易刺激呼吸道黏膜，诱发鼻炎或者加重病情。

过敏性鼻炎调养食谱

山药红枣羹

食材： 红枣 50 克。

药材： 山药 150 克。

调料： 白糖、水淀粉各少许。

做法：

1. 山药去皮，洗净，切小丁；红枣洗净，去枣核，切碎。

2. 锅置火上，倒入适量清水烧开，放入山药丁大火烧开，转小火煮至五成熟，下入红枣煮至熟软，加白糖调味，用水淀粉勾薄芡即可。

用法用量： 吃枣饮汤。

功效： 红枣具有抗过敏的功效，有预防常见的过敏性鼻炎等疾病的作用。

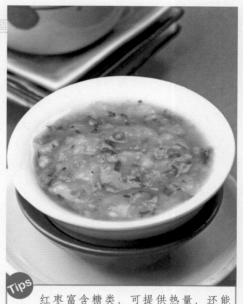

Tips 红枣富含糖类，可提供热量，还能养脾。

胡萝卜汁

食材： 胡萝卜 100 克，蜂蜜适量。

做法：

1. 胡萝卜洗净，切小段。

2. 将切好的胡萝卜倒入全自动豆浆机中，加入适量凉饮用水，按下"果蔬汁"键，搅打均匀后倒入杯中，加入蜂蜜搅匀即可

用法用量： 去渣饮汁。

功效： 此款胡萝卜汁富含胡萝卜素、维生素 C，可有效预防过敏性鼻炎。

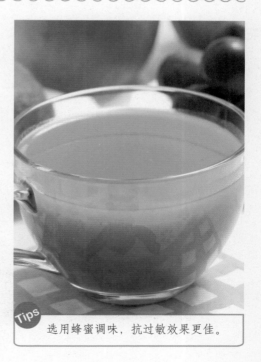

Tips 选用蜂蜜调味，抗过敏效果更佳。

【哮喘】

病因	身体对抗原性或非抗原性刺激引起的一种气管病——支气管反应性增高
症状表现	带有哮鸣音的呼吸困难，持续数分钟或数小时
易感人群	有家族性哮喘史、过敏体质、长期吸烟的人群

调理方案

● 生活调理

1. 平时适当做一些有氧运动，如：骑车、慢跑等。
2. 避免接触致敏原及其他哮喘触发因素。
3. 平时应该注意室内空气流通，用品里最好不要选择毛、绒类的，身边不能养宠物，注意饮食合理搭配，忌食辛辣食物。

● 运动健身

1. 仰躺在床上，头下垫一个枕头，弯曲双臂，将双手放在腰带处，吸气同时收缩腹部，呼气放松胸部。然后，上身慢慢抬起，同时收缩腹部做深呼吸。
2. 双腿分开，双手用力撑在膝盖上，提肩吸气同时收缩腹部肌肉，再呼气落肩、放松。

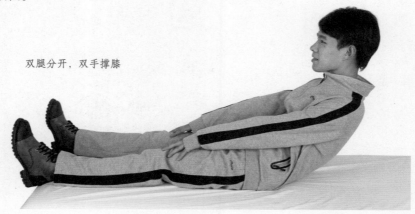

双腿分开，双手撑膝

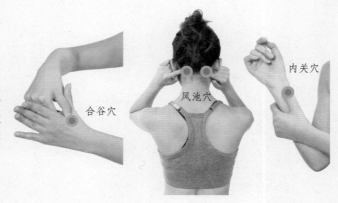

● 按摩调理

用手指揉压按摩双侧合谷、内关、风池、天突、膻中穴，对缓解哮喘有一定帮助。

合谷穴

风池穴

内关穴

● 偏方调理

1. 将 120 克鲜山药去皮蒸熟，捣成泥状，兑入 200 毫升甘蔗汁和匀加热服用，每日早、晚各服 1 次，2 日服完。坚持吃上几天，就能止咳平喘。

2. 核桃仁 2 枚，杏仁一小撮，瓜子仁 60 克，蒜头梗 10 厘米，水煎服，每日 1 剂。可治哮喘。

● 饮食宜忌

✅宜吃食物

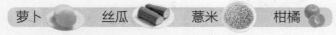

萝卜　　　丝瓜　　　薏米　　　柑橘

这些食物可化痰利湿，有助于缓解哮喘症状。

❌忌吃食物

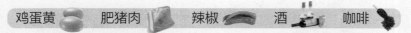

鸡蛋黄　　　肥猪肉　　　辣椒　　　酒　　　咖啡

酒类、刺激性、油腻肥厚的食物，都有可能成为致敏原引起哮喘发作。

哮 喘 调 养 食 谱

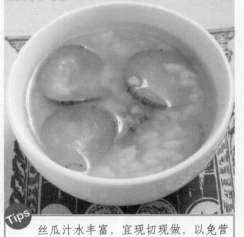

丝瓜凤衣粥

食材： 丝瓜1根，鸡蛋膜2张，大米30克。

调料： 盐、鸡精、香油各适量。

做法：

1. 先用鸡蛋膜煎水取汁，连同大米煮粥1碗。丝瓜切片备用。

2. 加入丝瓜再煮熟，加盐、鸡精、香油调味。

用法用量： 趁热喝，每日1次。

功效： 适用于呼吸急促，喉中有哮鸣声，咳嗽阵作，痰黄黏稠，心烦口渴，舌红、苔黄腻等热性哮喘病人。

Tips 丝瓜汁水丰富，宜现切现做，以免营养成分随汁水流失，丝瓜的味道清甜，烹煮时不宜加酱油或豆瓣酱等口味较重的调料，以免抢味。

芡实核桃粥

食材： 核桃仁20克，红枣10个，粳米50克。

药材： 芡实30克。

做法：

1. 粳米淘洗干净，用水浸泡8小时。

2. 将所有材料一起放入锅中煮粥即可。

用法用量： 趁热分次服用，常吃也可以。

功效： 补肾，纳气，定喘。

Tips 吃核桃时不要把核桃仁表面的褐色薄皮剥掉，否则会损失一部分营养。

养肺就是养命

118

〖肺炎〗

病因	受寒、病毒感染、醉酒、麻醉剂过量等，呼吸道防御机制受损，免疫力低，心率衰竭等
症状表现	寒战、高热、脓性痰、铁锈痰、胸痛等
易感人群	营养不良者、免疫力低下者、60 岁以上老人、上呼吸道感染反复发作等人群

调理方案

● 生活调理

1. 要卧床休息，但是也要有定期适量的肢体活动，要量力而为，以不疲劳为宜。卧床时要勤翻身，多拍背，经常吐痰。

2. 要保证充足的睡眠，注意保暖不要受寒。室内注意通风，让空气保持流通、新鲜。

3. 多喝水，吃易消化或者流质食物。多吃水果来补充水分和维生素，增强体质。

● 运动健身

坐在椅子上，身体直立，双腿自然分开，双手放在大腿上。闭眼，全身放松，吸气的同时用手掌从两侧由上至下轻拍胸部，呼气时从下往上轻拍，持续 10 分钟，然后随呼吸用手背轻敲背部十几下。

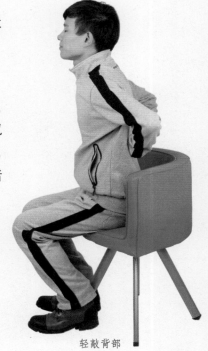

轻敲背部

● 按摩调理

太渊穴在腕掌侧横纹桡侧端，摸上去有脉搏跳动的地方就是该穴。每天用拇指按摩对侧太渊穴数次，每次以感觉酸胀为佳，对缓解肺炎有好处。

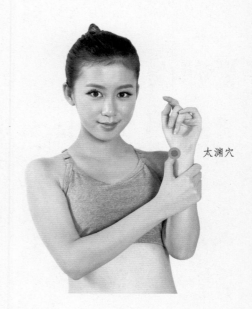

太渊穴

● 偏方调理

1. 各取 2 两（1 两 =50 克）左右芥末与荞面，按照 1:1 的比例，用开水搅拌均匀，装在布袋中，敷在后背肺部位置，大约 40 分钟即可，调治肺炎效果良好。

2. 取 15 克南杏仁、30 克核桃肉捣烂，加姜汁和适量蜂蜜一起炖。有助于润肺清肺、温中化痰。

● 饮食宜忌

✓ 宜吃食物

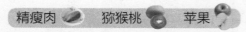

精瘦肉　　猕猴桃　　苹果

要多吃些富含优质蛋白和维生素 C 的食物，以提高人体的免疫力，免受外来病原的侵袭。

✗ 忌吃食物

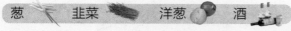

葱　　韭菜　　洋葱　　酒

这些辛辣食品性质温热，而肺炎又属热病，两热相加会使病情加重。

肺炎调养食谱

瘦肉白菜汤

食材: 猪瘦肉、大白菜心各 100 克。

调料: 盐、鸡精、姜片、蒜末、植物油各适量。

做法:

1. 白菜洗净,切丝,放入沸水中焯一下,滤干水分待用;猪瘦肉洗净,切丝。
2. 油烧五成热,放蒜末,炒成金黄色,再加瘦肉、姜片合炒,加适量盐和清水煮熟,再加白菜心煮沸,放入鸡精调味即可。

用法用量: 趁热喝,每日 1 次。

功效: 清热解毒、化痰止咳、除烦通便,适应于急慢性肺炎。

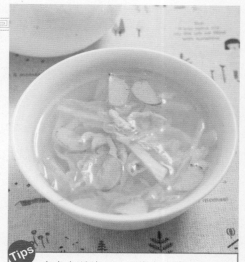

Tips 瘦肉烹调前不要用热水清洗。猪肉的蛋白质中含有一种溶脂蛋白,在 15 摄氏度以上的水中易溶解,若用热水清洗就会丢失很多营养,同时口味也会变差。

猪肺芦根川贝汤

食材: 猪肺 500 克,鲜芦根 60 克。

药材: 川贝 12 克,黄芩 10 克。

调料: 鸡精、盐各适量。

做法:

1. 将所有食材都洗净,猪肺切块,芦根切碎,川贝和黄芩用纱布包在一起备用。
2. 把准备好的材料一起放入锅中,加适量水,先大火煮沸后撇去浮沫,然后用小火炖至猪肺熟烂,捞出纱布包,加鸡精、盐调味即可。

用法用量: 佐餐食用,每天 1 次,分 3 次吃完。

功效: 可以清宣肺热、止咳化痰,适用于热邪侵体壅积于肺导致的肺炎。

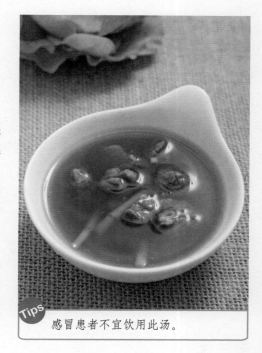

Tips 感冒患者不宜饮用此汤。

【支气管扩张】

病因	先天性：由于支气管先天不良呈囊状；继发性：由于支气管—肺脏反复感染和支气管阻塞
症状表现	咳嗽、咳脓痰、反复咯血，反复发生肺部感染
易感人群	男性、老年人、吸烟人群、有遗传病史人群

调理方案

● 生活调理

1. 当发热、咯血时要卧床休息。咯血时要轻咳，切忌屏息忍咳以防窒息。如果大咯血时要及早就医。

2. 让室内保持适宜的温度和湿度，避免烟、尘刺激，禁止吸烟。

3. 时常关注天气情况，根据天气冷热增减衣服，避免着凉，防止呼吸道感染。

● 运动健身

1. 练习下蹲式呼吸操：双脚并拢站立，双臂上举，吸气；身体前倾，下蹲双手抱膝呼气，重复动作练习 15 分钟，每天 1 次。

2. 面向墙壁站在墙根处，高举双手摸向墙的最高处，然后放下双手，如此反复摸20 ~ 30 次，可以锻炼呼吸肌。

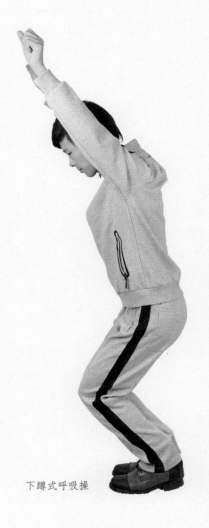

下蹲式呼吸操

● 按摩调理

　　患者趴在床上，用按摩手法在背部沿着膀胱经向下推至腰部，反复推拿几次，然后按摩肺俞、心俞、膏肓俞等穴，以发热能渗透肺脏为宜，每次7分钟左右。

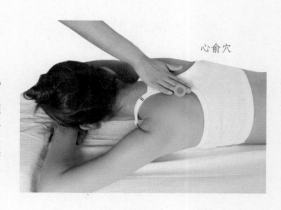

心俞穴

● 偏方调理

1. 桑白皮 25 克，桔梗 30 克，黄芩 20 克，黄连 12 克，生大黄 15 克，苇茎 60 克，一起用水煎服，但是生大黄要最后放。每天一剂，每天分 3 次服用。

2. 用 1 张荷叶和 60 克大米一起煮粥，可以清热润肺、凉血止血。

● 饮食宜忌

✔宜吃食物

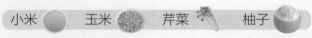

小米　　玉米　　芹菜　　柚子

中医上讲"血热则行，血凉则凝"，所以咯血者要选这些性偏寒凉的食物。

✘忌吃食物

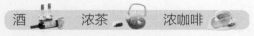

酒　　浓茶　　浓咖啡

油腻味厚、辛辣刺激性的食物会使病情加重。

支气管扩张调养食谱

猪肺鱼腥草红枣汤

食材： 猪肺 250 克，红枣 5 克。

药材： 鱼腥草 30 克。

调料： 盐、鸡精各适量。

做法：

1. 猪肺要反复清洗至发白，挤出泡沫和污血，切块；鱼腥草、红枣分别洗净。

2. 将猪肺、红枣放入锅中，加水，先大火煮沸去泡沫，再小火煮 1 小时，加鱼腥草再煮 10 分钟，加鸡精、盐调味。

用法用量： 趁热喝，每日 1 次。

功效： 清肺止咳，适用于支气管扩张咳嗽痰多黄稠者。

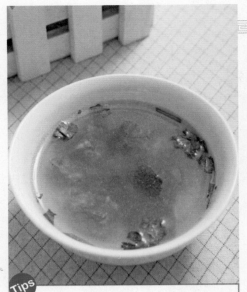

Tips

食用鱼腥草不要过量，过量容易伤脾胃，所以脾胃虚弱的人应慎用。

什锦芹菜

食材： 芹菜 200 克、胡萝卜 100 克、香菇、冬笋各 50 克。

调料： 姜末、盐、鸡精、香油各适量。

做法：

1. 将芹菜择洗干净，放入沸水中焯一下，捞出，放入凉水中过凉，捞出沥干，切斜段，撒少许盐，拌匀；香菇泡发，去柄，洗净，切丝；冬笋去壳，削去老硬部分，洗净，切丝；胡萝卜洗净，切丝。

2. 将胡萝卜丝、香菇丝、冬笋丝分别放入沸水中焯透，捞出沥干。

3. 将芹菜段、胡萝卜丝、香菇丝、冬笋丝放入盘中，撒上姜末、盐、鸡精、香油，拌匀即可。

用法用量： 佐餐食用，每日 1 次。

功效： 清宣肺热、止咳化痰。

Tips

芹菜若买多了，一次吃不完，可将其竖着存放，这样储藏时间较长。

《肺结核》

病因	由人型结核菌或牛型结核菌引起的慢性肺部感染
症状表现	咳嗽、胸痛、咯血、潮热、盗汗、消瘦等
易感人群	粉尘作业的工作者、百日咳感染者、过度疲劳免疫力低下者、流动人口等

调理方案

● 生活调理

1. 肺结核患者应戴口罩，独居一室，生活用品要独自使用。房间要定期消毒，每天须开窗换气，保持室内阳光充足，起到紫外线杀菌作用，或者用 84 消毒液消毒。
2. 生活要有规律，劳逸结合，调节生活情志，保持精神愉悦。
3. 天气好时坚持晨练，选择太极拳、跑步、深呼吸等运动。

● 运动健身

梳理胸肋运动：双手五指张开呈爪状，指尖和指腹用力，沿着胸部肋骨的缝隙从上到下梳理，双手交叉进行，力道要深沉但是要缓慢柔和，每次做 10 分钟左右。

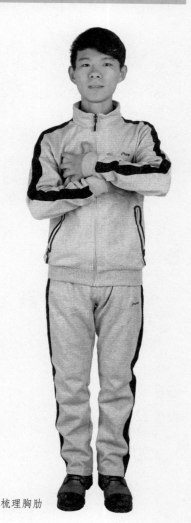

梳理胸肋

● 按摩调理

将食指、中指、无名指指尖放在肩井穴位置处，点按5分钟左右，明显感到酸胀为佳。

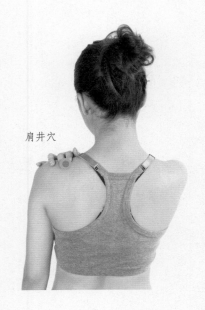

肩井穴

● 偏方调理

1. 将50克紫皮蒜捣烂，把蒜泥装在玻璃瓶内，口鼻对着瓶口吸气，一天2次，每次半小时左右。

2. 先用四碗水炖200克乌鸡，开锅后放入10克冬虫夏草和30克山药片，小火炖30分钟。早晚饭前喝一小碗，可以加盐和鸡精调味。

● 饮食宜忌

✓ 宜吃食物

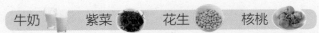

牛奶　　紫菜　　花生　　核桃

因为肺结核是一种消耗性的疾病，所以应当多吃这些高热量、高蛋白和维生素含量丰富的食物，以此清补身体。

✗ 忌吃食物

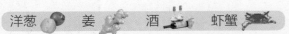

洋葱　　姜　　酒　　虾蟹

应忌烟酒及辛辣刺激性食物，包括生猛海鲜，凡是这些容易生痰上火的食物，都不宜吃。

肺结核调养食谱

羊排生地羹

食材： 羊排 50 克，黄酒 25 克。

药材： 生地 10 克。

调料： 盐、蜂蜜各少许。

做法：

1. 将羊排和生地一起放入锅中，加水煮汤，大火煮开后捞去药渣浮沫。
2. 加入黄酒、蜂蜜和适量盐再煮沸即可。

法用量： 趁热喝，分三次。

功效： 滋阴清热，止咳化痰。适用于肺结核的低热、咳嗽、咳痰等症。

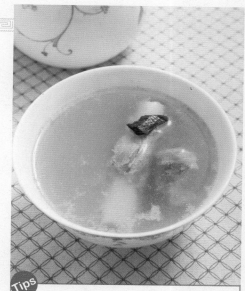

Tips 炖煮此羹的时候，要将羊排放在热水中焯一下，可以去除其膻味。

三百童子鸡

食材： 童子鸡 1 只。

药材： 炙百部、蜜百合、白芨、贝母、天冬各 30 克。

做法：

1. 将所有药材用纱布包好，童子鸡清理干净。
2. 把药包放入鸡腹中，放入锅中加适量水小火炖熟，然后去掉药渣即可。

用法用量： 吃鸡喝汤，每周 1 次，3 月一疗程，连续两疗程。

功效： 可补肺养精，调治肺结核。

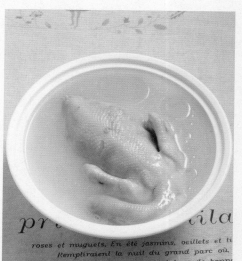

Tips 童子鸡与芝麻、菊花同食易中毒，与李子同食会导致腹泻，与芥末同食会上火。

第3章　对症养肺保健康

127

肺心病

病因	由于肺部胸廓或者肺动脉的慢性病引起的肺循环阻力增高，导致肺动脉高压和右心室肥大
症状表现	长期咳嗽、咳痰、呼吸困难
易感人群	长期吸烟者、40 岁以上人群、老年人、有过肺部疾病的人群

调理方案

● 生活调理

1. 平时要注意调理身体，积极防治慢性阻塞性肺疾病 (COPD)、慢性支气管炎、支气管哮喘并发肺气肿等，来避免肺心病发生。

2. 讲究卫生、戒烟和增强体质，提高全身抵抗力，减少感冒和各种呼吸道疾病的发生。

● 运动健身

1. 双手抓单杠或者门梁等，让身体腾空悬挂起来，每次坚持 30 ~ 60 秒，一天 5 次左右，有助于胸部充分活动开，从而改善肺功能。

2. 慢跑：慢跑能使全身得到运动，可防止肺组织弹性减退，根据自身情况掌握慢跑速度，一般来说以边跑边与人说话不觉难受、不喘粗气，跑后每分钟脉搏次数不超过 170 减去年龄为宜。

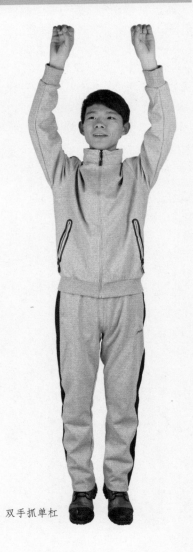

双手抓单杠

● 按摩调理

　　用点穴按摩的手法，按摩膻中、迎香、内关、通里、神门、足三里等穴。

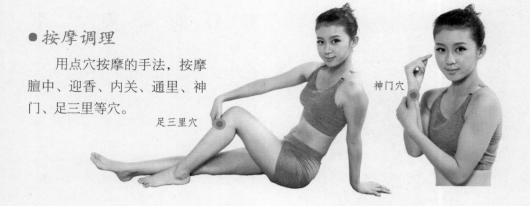

足三里穴

神门穴

● 偏方调理

1. 制附子、桂枝各 10 克，仙茅、白术、桃仁各 12 克，茯苓皮 30 克，丹参、炙甘草各 10 克，车前子 15 克，一起用水煎服。

2. 炒白芥子 6 克，炒胡萝卜籽 9 克，橘皮 6 克，甘草 6 克，水煎服。适用于肺心病急性发作时。

● 饮食宜忌

✅宜吃食物

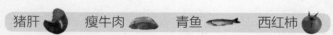

猪肝　　　瘦牛肉　　　青鱼　　　西红柿

　　应当多食一些高热量、高蛋白和维生素含量丰富的食物，补充身体的疾病耗损。

❌忌吃食物

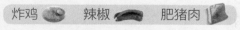

炸鸡　　　辣椒　　　肥猪肉

　　少吃辛辣、煎炸等刺激性油腻食物，否则容易生痰，加重病情。

银杏核桃补肺粥

食材：粳米 100 克，核桃 150 克。

药材：银杏 6 颗，人参 5 克，茯苓 10 克，陈皮 10 克。

做法：

1. 粳米淘洗干净；银杏去壳；核桃切碎；人参切片；茯苓、陈皮洗净。

2. 把人参、茯苓、陈皮一起放入砂锅中，加一大碗水煮开后用小火煮半小时，留人参片和药汁备用。

3. 将粳米、银杏仁、核桃仁和人参片一起放入砂锅中，加适量清水大火煮开后用小火熬粥，加入药汁熬 20 分钟。

用法用量：早晚各一次，2 周一个疗程。

功效：此粥可以益肺补肾，纳气平喘。

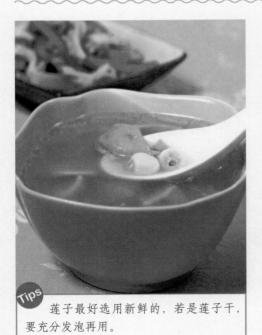

Tips 核桃性温，含油脂多，吃多了会令人上火和恶心，正在上火、腹泻的人不宜食用。

莲子猪肚汤

食材：猪肚子 1 个。

药材：莲子 50 克。

调料：香油、盐、姜、葱、蒜各适量。

做法：

1. 先将猪肚子洗干净，莲子去心，用水泡发后放入猪肚内，用线缝合。

2. 将猪肚放入锅内，加入香油、盐、葱、蒜、姜，加清水炖熟透后即可。

用法用量：佐餐食用。

功效：莲子中的莲心碱有强心降压、平心静欲的功效。此药膳可以益气补虚、养心补肺健脾。

Tips 莲子最好选用新鲜的，若是莲子干，要充分发泡再用。

【便秘】

病因	不好的如厕习惯，如一边排便一边看书；喝水少；肠胃功能弱
症状表现	排便费力、大便干结、便量减少、排便次数减少
易感人群	老人、孕妇、儿童、节食减肥者

调理方案

● 生活调理

1. 要减少增加腹压的姿势，如下蹲、屏气。忌久坐、久立、久行和劳累过度。

2. 要心情开朗，勿郁怒动火。心境不宽、烦躁忧郁会使肠黏膜收缩，血行不畅，加重便秘。

3. 早餐空腹喝些淡盐水，适量多吃些粗粮，吃些易顺气的食物，不要进食刺激性食物。

● 运动健身

1. 腹部按摩法：用掌根着力，围绕肚脐沿顺时针方向按压 500 ~ 800 次，以腹部产生暖气为佳，有加强肠蠕动的作用。每天早晚各做 1 次，连续做两周。

2. 转腰运动：两脚分开站立，与肩同宽，两臂自然下垂，两眼目视前方。上半身保持正直，腿、膝也要伸直，不能弯。先将腰向左侧送出去，然后再往前、右、后，顺时针转圈，转 30 ~ 50 圈。

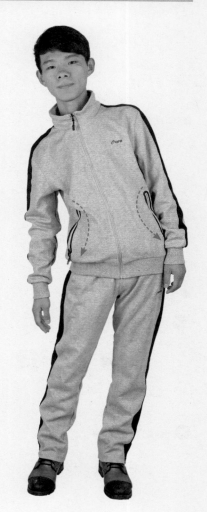

转腰运动

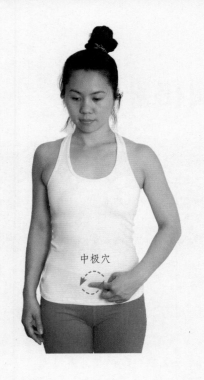

中极穴

● 按摩调理

　　用食指指腹按揉中极穴 10 分钟，以感觉酸胀适中即可。

● 偏方调理

1. 取 250 克鲜菠菜洗净，放入沸水烫 3 分钟取出，晾凉，用香油拌食，每日 1 次，连食数天，便秘的症状就会减轻。

2. 将 300 克芦荟叶洗净后，去除水分，削去叶子上的刺，切成小段；把芦荟和 100 克冰糖、1 升白酒（35 度）放入宽口径的瓶子里，盖上盖子，放在阴凉处，等冰糖化开、酒变成茶色后，将芦荟取出，过滤后保存，每日饮用 15 毫升。

● 饮食宜忌

✅ 宜吃食物

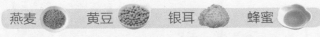

燕麦　　黄豆　　银耳　　蜂蜜

应当多食一些富含 B 族维生素及有润肠作用的食物。

❌ 忌吃食物

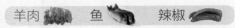

羊肉　　鱼　　辣椒

此类食物多"助火邪""耗真阴"，使津液亏少、大便燥结，不宜食用。

便秘调养食谱

香蕉粥

食材： 香蕉 200 克，粳米 50 克。

做法：

1. 粳米洗净，香蕉剥皮，切片。
2. 锅中加适量水煮沸，把洗净的粳米倒入锅内，煮为稀粥，端锅前 10 分钟将香蕉片放入锅内，煮至米花开、汤液黏即可。

用法用量： 每天 1 次。

功效： 清热润肠、解毒，健脾养胃。

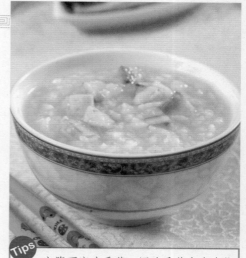

Tips　空腹不宜吃香蕉，因为香蕉中含有较多镁元素，空腹吃会使镁含量骤然升高，从而破坏血液中的钙镁平衡，对心血管产生抑制作用，影响身体健康。

三彩菠菜

食材： 菠菜 150 克，鸡蛋 2 个，粉丝 25 克。

调料： 蒜末、盐、白糖、醋、鸡精、香油、植物油各适量。

做法：

1. 菠菜洗净，在沸水中焯烫 30 秒，捞出，沥干水分，晾凉，切段；鸡蛋洗净，放碗中打散；粉丝用沸水煮软，捞出，沥干水分，拌入香油，晾凉。
2. 煎锅倒油烧至五成热，倒入鸡蛋液，让其在锅内摊开，待摊成蛋皮后，取出，切成丝。
3. 炒锅倒油烧热，炒香蒜末，加入菠菜、粉丝、鸡蛋丝及调料炒熟。

用法用量： 佐餐食用。

功效： 帮助消化，促进肠道蠕动。

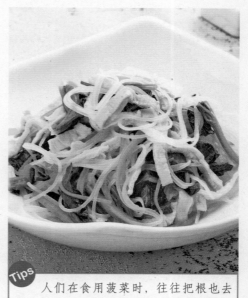

Tips　人们在食用菠菜时，往往把根也去掉，其实菠菜根含有纤维素、维生素和矿物质，可以食用。

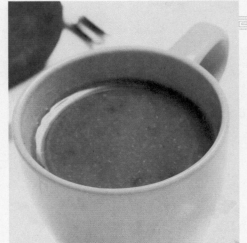

燕麦紫薯汁

食材： 燕麦片 40 克，紫薯 40 克，冰糖适量。

做法：

1. 紫薯洗净，去皮，切丁；燕麦片洗净。
2. 将上述食物一起倒入豆浆机中打成浆，加冰糖搅拌至化开即可。

用法用量： 每天 1 次。

功效： 润肺清肠，治便秘。

Tips 一定要吃熟透了的紫薯，否则其营养不易吸收。

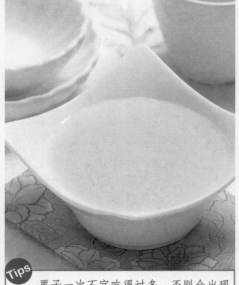

燕麦栗子糊

食材： 黄豆 50 克，栗子、大米各 30 克，燕麦片 20 克。

做法：

1. 黄豆洗净，用清水浸泡 10 ~ 12 小时；栗子去皮，切成小粒；燕麦片洗干净；大米洗净，浸泡 2 小时。
2. 将黄豆、栗子、燕麦片、大米放入豆浆机中打成浆，搅拌均匀即可。

用法用量： 每天 1 次。

功效： 清热润肠，缓解便秘。

Tips 栗子一次不宜吃得过多，否则会出现胃肠饱胀的不适感。

第**4**章

四季养肺法

【春季养肺　一呼一吸把肺养】

春季养肺原理

一年之计在于春，春天是阳气生发的季节。阳气是人体运行的积极力量，代表着运动、代谢的功能。经过冬季的低谷，人体的代谢在春天开始积极，所以，人体的氧气消耗量随之增加。正因为春天是阳气生发的季节，人体运行刚刚开始进入到积极状态，因此一些呼吸道的慢性疾病，如感冒、鼻炎、气管炎、肺炎、哮喘等也开始高发。这是因为春季空气湿度大，易使空气中的病菌大量繁殖，尤其是室内空气中更会充斥着烟尘、真菌、花粉等物质，这些物质侵入肺脏，会导致肺脏疾病的发生，损害人体健康。所以，春季好好保养我们的肺，是势在必行的。

春季养肺妙方

● 春季养肺要起居有常、保持呼吸通畅

1. 春天人容易犯困，但不可凭感觉睡觉，而是应该早睡早起，并到室外散步，呼吸一下新鲜空气。

2. 保持环境卫生，要注意室内通风，以保持通畅的呼吸。在空气清新的环境中，进行深呼吸和主动咳嗽，二者相加，有洗肺的效果。

3. 可以选择的体育活动有：散步、打球、做操、练拳，这样可以增强人体抵抗力，预防感冒的发生。

4. 每天早晚、餐后用淡盐水漱口，可有效清除口腔病菌。

5. 养成每日用冷水浴面、热水泡足的习惯，这有助于提高身体抗病能力。

6. 随气温的变化增减衣服，以免受风寒、潮湿的侵扰，也不要过暖多汗。

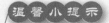
温馨小提示

腹式深呼吸可养肺

　　春季养肺最重要的是多做深呼吸。我们身边很多人做的都是由胸部肌肉活动产生的短浅呼吸，也就是胸式呼吸。实际上，人们在做胸式呼吸时，肺部正在偷懒，时间一长，肺部的实际能力便会逐渐下降。如何调动起肺的积极性呢？中医提倡做腹式深呼吸。方法是：叩齿，气沉丹田，用鼻子深吸气，用力让腹部、胸部充满气，不要停，继续尽力吸气，在吸到不能再吸时屏息4秒左右；再将腹部、肺部的气慢慢用口呼出一条线，而且呼气过程至少要8秒，不能中断。

春季养肺饮食四原则

1. 早春气候较为干燥，人体极易缺水，常喝白开水，不但能保证人体的水分需要，还可以起到利尿排毒、消除体内废物的功效，要保证每天 1500 毫升以上的饮水量。这有助于减少细菌繁殖的机会。

2. 以姜、红糖适量煮水代茶饮，能有效防治感冒。

3. 要多吃含丰富蛋白质、维生素、锌等微量元素的食物，以提高机体免疫力。

4. 春季应该尽量多吃一些白色的食物来润肺。比如像梨、藕、百合、杏仁、莲子、银耳、山药、白果、白芝麻等，这些白色的食物都具有养肺的功效。

春季养肺饮食方案

饮食方案	主要菜谱	功效
早餐 牛奶 1 小袋（250 毫升），杏仁养肺粥 1 碗，小菜适量	杏仁养肺粥 原料：去皮甜杏仁 10 克，粳米 50 克 做法： 1. 将去皮甜杏仁 10 克研磨成粉状 2. 将杏仁粉、粳米加适量水煮沸，慢火熬成粥	甜杏仁具有止咳平喘的功效，与粳米合用，可以起到润肺止咳、预防感冒咳嗽的作用
午餐 米饭 1 份，百合丝瓜炒鸡片 1 份，西红柿蛋汤 1 份	百合丝瓜炒鸡片 原料：鲜百合 200 克，鸡胸肉 150 克，丝瓜 350 克，蒜蓉、葱片、水、香油、酱汁、料酒、盐、淀粉各适量 做法： 1. 丝瓜去硬皮，洗净，切块，用少许盐、香油略炒至软，取出留用；鲜百合剥成瓣，洗净，沥干，待用；鸡胸肉冲洗，抹干后切成薄片 2. 将香油 2 汤匙烧热，爆香蒜蓉、葱片，将鸡肉放入，煽炒至九成熟 3. 加入调味料、丝瓜、鲜百合，炒熟即可	百合有养阴润肺、清心安神的功效，适用于阴虚久咳、虚烦惊悸、失眠多梦等症
晚餐 米饭 1 碗，火腿冬瓜汤 1 份	火腿冬瓜汤 原料：火腿片、冬瓜片、葱花、姜丝、虾皮、盐、糖、麻油、盐、姜、白酒各适量 做法： 1. 锅内放清水煮沸，将冬瓜片及配料下锅煮 10 分钟后加入火腿片，2 分钟后即可出锅 2. 出锅前加入葱花、麻油、盐、糖等调料	此汤清热滋阴、敛肺止咳、清香爽口，是补肺的美味汤菜

夏季养肺 健脾清热兼养肺

夏季养肺原理

夏季是阳气最盛的季节，人的生机最旺，也是一年之中新陈代谢最旺盛的时期。因为夏季气温偏高，空气中的湿度加大，体内的汗液没有办法畅通散发出来，就会使人感到胸闷、恶心、精神不济、全身乏力，此时最好用清补的方法来提高防病能力，达到夏季养肺的目的。

夏季气候炎热，细菌生长繁殖较快，人体的消化功能相对薄弱，很容易引起肠胃疾病，所以要尽量避免肥腻、味重、过甜的食物，注意饮食卫生。夏季流汗较多，毛孔开泄，很容易让风寒趁虚而入；过多地吃冷饮会使肠胃突然收缩，使肠道蠕动失常，导致脾胃虚寒。所以，夏季养生要注意室内空调温度、少吃冷饮。

夏季养肺妙方

● 夏季养肺要以健脾清热为基础

1. 不要在空气污浊的地方长时间逗留。有条件的人，可以经常到草木茂盛、空气新鲜的地方，做做运动、做做深呼吸，并通过深长呼气，将体内的浊气排出。

2. 肺部的水分可以随着气的排出而散失，要保持室内空气湿润，多补水，避免干燥的空气带走水分，造成肺黏膜损伤。

3. 悲伤忧愁的情绪容易损伤肺，多笑一笑，不仅可以减少悲伤忧愁，也能让肺活量增大，胸肌伸展。

4. 选择合适的运动，如慢跑、爬山、踢毽子、跳绳、练功、舞剑等，以锻炼肺的功能。

5. 夏季也要注意保暖避寒，避免电风扇或空调的寒凉之气从皮肤、毛孔侵入人体，伤肺的阳气。

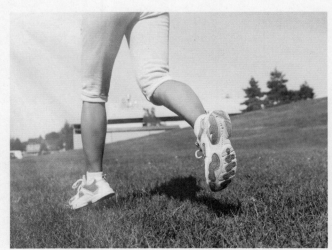

夏季养肺饮食四原则

1. 夏季气候炎热，人体的消化功能薄弱，要多吃些清淡易消化的食物，比如：西红柿、黄瓜、莴苣等。

2. 夏天南方属梅雨季节，暑湿比较大，最适宜饮用绿豆汤，这可以消暑益气、清热解毒。

3. 可以多吃些银耳，银耳是肺脏的滋养药，它滋阴润肺的作用可与燕窝媲美，而且又物美价廉。

4. 饮食要"省苦增辛，以养肺气"，苦味食物有清热泻火、定喘泻下等功用。

夏季养肺饮食方案

饮食方案	主要菜谱	功效
早餐 麻酱咸花卷1个，百合西洋参鸽子粥1份，小菜适量	百合西洋参鸽子粥 原料：鸽子1只，蜜枣20克，西洋参片20克，百合50克，玉竹25克，薏米25克 做法： 1. 玉竹、薏米洗净后用水浸泡；鸽子去内脏，清理干净后先用沸水焯一下 2. 锅内加3000毫升水煮沸后，将所有材料放入其中，大火煮沸后小火炖3小时即可	此汤有润肺化湿的功效。西洋参、百合、玉竹、薏米的搭配，既增强了滋阴清热的功效，又可以去除夏季的暑湿
午餐 南瓜焖饭1份，冬瓜煲田鸡1份，香菇西兰花1份	冬瓜煲田鸡 原料：田鸡600克，瘦猪肉200克，冬瓜1000克，姜和陈皮各5克，盐少许 做法： 1. 田鸡和猪肉清洗干净后切块，用沸水焯一下；冬瓜切块 2. 锅中加2500毫升水煮沸后放入所有原料，先大火煮沸，后用小火煲2小时，加盐调味即可	冬瓜可以利水祛湿，有助于夏季消暑。此煲有健脾补气、温肺止咳、温胃散寒的功效
晚餐 米饭1份，腐乳空心菜1份，白菜干猪肺汤1份	白菜干猪肺汤 原料：猪肺1个，白菜干75克，蜜枣4颗，盐少许 做法： 1. 白菜干用清水泡软，沥干水后切断；猪肺要反复清洗出血水，切厚块 2. 用大火将切好的猪肺翻炒至积水排净为止，然后再洗净沥干 3. 将所有材料加2500毫升水，大火煮沸后转小火炖2小时，加盐调味即可	白菜干可以养心调血、清肺热；猪肺性平、入肺经，两者结合可以清热下火、润肺止咳

【秋季养肺 润肺去燥养肺气】

秋季养肺原理

秋季是炎夏向严冬转化的过渡时期，处于"阳渐消，阴渐涨"的过渡阶段，气候特点是初秋湿热较重，白露过后雨水减少，天高气爽，气候也比较干燥，白天热晚上凉温差较大，容易使人感冒，此季节患咳嗽、气喘的人也多起来。

中医认为，天气转凉的时候最容易受到伤害的是肺，而干燥也是伤肺的一个主要原因。肺是人体十二经脉之始，如果肺气衰弱不仅会导致呼吸困难，而且易感外邪引发其他疾病。所以，秋天应当注意天气的变化，保护好肺气。

秋季养肺妙方

● 秋季要润肺去燥热，谨防感冒

1. 养肺首先要做到戒烟。肺最厌恶"燥气严逼"，长期吸烟会使燥热侵袭肺部，导致多种症状。

2. 多做深呼吸，有助于增加血液中的含氧量，帮助解除秋乏。

3. 秋季要做到"早睡早起"，适当增减衣服，使身体适应逐渐进入寒冬的变化。

4. 积极参加体力劳动和体育锻炼，来增加肺活量，增强呼吸系统功能，促进肺泡和血液之间的气体交换。同时，体力劳动和体育锻炼，还能增强身体适应气候变化的能力，有助于抵抗呼吸系统的各种疾病。

5. 要讲究个人卫生，不随地吐痰，在传染病流行时，尽量避免去公共场所，卧室要常开窗换气。

温馨小提示

步行锻炼法

步行锻炼法，可以促进血液循环，提高吸氧能力，改善身体的缺氧情况，尤其适合不能进行剧烈运动的人养肺。锻炼要根据自身情况，量力而行，如果感到疲劳、头晕、胸闷等症状应该停止运动休息。

变速行走：步行走路时速度快慢变化，交替进行，要一边走一边前后摆动双臂，根据自己的身体状况适量走2000米左右。这有助于腰部肌肉有规律地收缩，可以增加肺活量，改善肺功能。

匀速行走：保持一个适中的速度步行，尽量不间断地走完3000米。

秋季养肺饮食四原则

1. 饮食要以温和滋润的食物为主，比如：猪肺、梨、冰糖、百合、藕、瘦肉等，少吃辛辣、燥热的食物。

2. 黄芪、党参、沙参、麦门冬、熟地黄、当归都是不错的秋季药补，体虚的人可以有选择地进补。

3. 秋季要多吃生津增液的食物，如：芝麻、香蕉、苹果、银耳等，防秋燥伤肺。

4. 秋季的霜降期间，要遵循"减甘增咸"的饮食原则，少吃一些甜味食物，以防脾气过旺，多吃些咸味食物来滋补肾气，增强身体免疫力。

秋季养肺饮食方案

饮食方案	主要菜谱	功效
早餐 玉米粥 1 碗，素包子 2 个，小菜适量	玉米粥 原料：大米 100 克、嫩玉米粒 50 克 做法： 1. 大米淘洗干净，加入玉米粒，一同浸泡 30 分钟。 2. 锅置火上，加适量清水，倒入大米和玉米粒，用大火煮沸，转小火继续熬煮至米软烂	玉米中含有蛋白质、脂肪、糖类、纤维素、维生素 E，还含有胡萝卜素和 B 族维生素，可以滋阴润肺养脾胃
午餐 米饭 1 份，党参口蘑炖鹌鹑 1 份，萝卜牛肉汤 1 份	党参口蘑炖鹌鹑 原料：鹌鹑 3 只，口蘑 100 克，党参 10 克，葱、姜、盐各适量 做法： 1. 所有材料洗净，口蘑水发后切片，葱切段，姜切片备用 2. 清理好的鹌鹑用沸水焯烫片刻，捞出后用清水洗净 3. 将上述材料一起放入蒸锅，加适量清水蒸熟，加盐调味即可	鹌鹑和口蘑都是很好的滋养补品，适用于肺气亏损、咳喘气虚的人
晚餐 红薯蒸饭 1 份，木耳炒西芹 1 份，田鸡百合汤 1 碗	田鸡百合汤 原料：田鸡 500 克，瘦猪肉 100 克，百合 30 克，罗汉果半个，料酒、鸡精、盐各适量 做法： 1. 田鸡清理干净后切小块，猪肉切小块 2. 将所有材料一起放入锅中，加料酒和清水，用大火煮沸后小火煲 2 小时，加鸡精、盐调味即可	清肺润燥、润肺生津，适用于咳喘气短、平时阴气不足的人

第 4 章 四季养肺法

【冬季养肺 御寒防病把肺养】

冬季养肺原理

冬季气候寒冷，容易造成人体血液不畅，可致人体抵抗力下降，使许多旧病复发或加重。寒冷刺激可使鼻黏膜毛细血管收缩，并导致气管、支气管痉挛，为各种致病微生物的侵入创造了条件，引发感冒、流感、气管与支气管炎、肺炎等呼吸系统疾病。

在所有身体脏器中，肺部的自我保护能力最差，冬季冷空气侵袭、气温骤降或者自然界中的病菌、粉尘、金属微粒以及废气中的有毒物质，很容易通过呼吸进入呼吸道，刺激气管、支气管和肺组织。这些物质积聚在肺组织上，既损害了肺脏，又会通过血液影响到体内其他脏器健康。

冬季养肺妙方

●冬季养肺要做好防寒藏养

1. 每天保证喝水 2000 毫升，才能保证肺和呼吸道润滑。

2. 每天清晨、中午或睡前到室外空气清新处深呼吸，在深呼吸时缓缓抬起双臂，然后咳嗽，使气流从口、鼻喷出，咳出痰液来"清扫"肺部。

3. 40 岁后，肺功能开始下降，要定期做肺部检查，保持正常体重，减压、禁烟，来提升肺部免疫力。

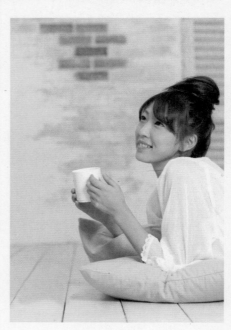

4. 雾霾天时，别做长跑、踢球等剧烈运动，尽量远离马路，如果长时间待在户外，最好戴上口罩。

5. 保持室内空气畅通，不要把窗子全部关严，可以选择中午阳光较充足、污染物较少的时候短时间开窗换气。

6. 外出回到家后一定要及时洗脸、洗手、漱口，最好用棉签蘸点自来水或生理盐水清洗鼻腔。

冬季养肺饮食四原则

1. 多吃胡萝卜。胡萝卜中含有丰富的 β 胡萝卜素，在人体内可加倍分解为维生素A，可以保护支气管黏膜细胞，防止其受细菌伤害。

2. 多吃苹果。苹果中的果胶和抗氧化物能减轻肺部炎症反应。

3. 多吃黄绿蔬菜、黄色水果、鲫鱼等，其中富含维生素 A，缺乏维生素 A 会使呼吸道上皮和免疫球蛋白的功能受损，容易引起呼吸道感染。

4. 冬季寒冷喝一杯杏仁露，可以使肺更加水润，增强抵抗力，远离感冒侵袭。

冬季养肺饮食方案

饮食方案	主要菜谱	功效
早餐 花卷 1 份，萝卜炖排骨 1 份，小菜适量	萝卜炖排骨 原料：青萝卜、胡萝卜各 300 克，排骨 500 克，蜜枣 5 颗，盐少许 做法： 1. 萝卜和排骨洗净后切块，排骨用沸水焯一下 2. 3000 毫升清水和所有材料一起放入锅中大火煮沸后，小火煲 3 小时，加盐调味即可	萝卜可以解渴、祛痰、补气血，此汤有解毒清热、补肾养血、滋阴润燥的功效
午餐 米饭 1 份，地三鲜 1 份，核桃炖羊肉 1 份	核桃炖羊肉 原料：羊瘦肉 600 克，核桃仁 80 克，山药 20 克，绍酒 10 毫升，姜片适量，盐少许 做法： 1. 将核桃仁放在沸水中过一遍；羊肉切块，放入沸水中焯一下，捞出洗净 2. 3000 毫升清水和羊肉、山药、核桃仁放入锅中大火煮沸后，加入姜片和绍酒，等再煮沸后转小火煲 2 小时，加盐调味即可	核桃仁有镇咳平喘的作用，羊肉具有补肾壮阳、补虚温中的作用，两者结合很适合冬季养肺进补
晚餐 五谷饭团 1 份，海带芽拌鸡丝 1 份，冬瓜牛腩杏仁煲 1 份	冬瓜牛腩杏仁煲 原料： 冬瓜 300 克，牛腩 500 克，枸杞子 15 克，南杏仁和北杏仁各 10 克，陈皮 6 克，鲜姜片 6 片，盐适量 做法： 1. 冬瓜洗净，连皮切成块状；牛腩洗净，切成块，用开水汆一下备用。陈皮用温水浸软 2. 砂锅内加入清水，将冬瓜、牛腩、枸杞子、南北杏仁、鲜姜放入锅中，用大火煮开。10 分钟后用小火煲煮 2 ~ 3 小时，加入适量盐调味即可	补肾养肺、润肠缩尿

附：秋季进补养肺食谱

中医根据季节变化对人体的影响规律总结出了秋季最易损伤肺气的结论，因此人们在秋天更应注意天气变化，更要注意饮食，以防止肺脏受损伤。为方便大家在秋季悉心呵护自己的肺脏，我们特别推荐几款适合秋季进补的食谱，供大家品味：

食谱	原料	制法	功效
银鱼豆腐汤	银鱼1条，豆腐150克，猪油、酒、盐、姜、葱各适量	1.将汤水烧好 2.将鲜银鱼和嫩豆腐一同下锅 3.放入猪油、酒、盐、姜及葱，熟后即可出锅	既能清热、生津、滋阴，又能润肺、补虚、止咳
莲子猪蹄汤	猪蹄2只，莲子100克，葱、姜、盐、鸡精各适量	1.将猪蹄切块，先用小火炖，再与莲子同煨 2.烂熟后，加葱、姜、盐、鸡精调味即可	补益气血、滋阴养液
海参冬瓜汤	海参50克，瘦猪肉100克，老冬瓜250克	1.海参发透切开；瘦猪肉切碎；老冬瓜切成方块 2.上述食材一起用小火炖熟，加调料调味	滋补阴阳，强壮身体，非常适宜老年慢性支气管炎患者食用
小米百合葡萄干糊	小米50克，鲜百合、葡萄干各15克	1.小米洗净，用水浸泡2小时；鲜百合择洗干净，分瓣 2.将所有食材一起倒入豆浆机中，打成糊即可	养肺防燥，益气血、生津液、防秋燥

第**5**章

做做运动就养肺

【一呼一吸就养肺】

中医认为，"肺主气，司呼吸"。肺气通畅，人的呼吸才能顺畅；反过来，人的呼吸顺畅，肺气才会通畅。呼吸看似简单，但真正做好也不是件易事。下面这种简单的呼吸运动，一呼一吸就能将肺脏滋养好。

静坐呼吸法

功效： 静坐呼吸法是从我国古代的吐故纳新、导引和静坐等道家养生功中提炼而成的。它通过姿势调节、呼吸锻炼、身心松弛、集中注意力和想象力，达到良好的养肺效果。

1 将双手平放在膝盖上，腰身坐直，轻闭双眼。先慢慢地从鼻腔吸气，使肺下部充满空气，同时使下腹部轻轻鼓起，并有意识设想吸入的气流已经达到并积聚在下腹部，这个过程需要 5 ~ 6 秒钟。

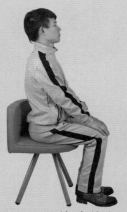

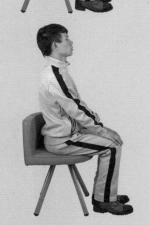

2 闭目，双手平放膝盖上，挺腰、收腹，保持气感 5 秒钟，使肺部有时间吸收所有氧气。

3 闭目，然后慢慢地吐气。接着，再吸气、吐气。开始下一次吸气过程前，暂时停顿两三秒钟，再重新吸气。重复这样的动作 10 次即可。

卧式呼吸法

功效： 通过胸部扩展、肺部呼吸来改善和增强肺功能。

1 仰卧，两手握拳在肘关节处屈伸5～10次，平静深呼吸5～10次。

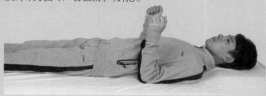

2 两臂交替向前上方伸出，自然呼吸5～10次；两腿交替在膝关节部位屈伸5～10次。

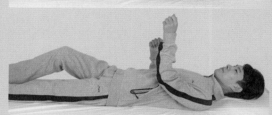

3 两腿屈膝、双臂上举外展并深吸气，两臂放回体侧时呼气，做5～10次。

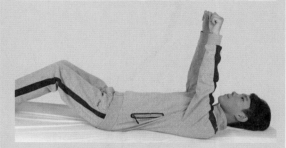

4 腹部呼吸，两腿屈膝，一手放于胸部，一手放在腹部，吸气时腹壁隆起，呼气时腹壁收缩，做5～10次。

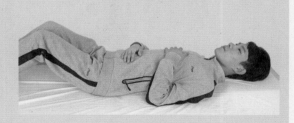

5 口哨式呼气：先用鼻吸一大口气，用唇呈吹口哨状用力呼气，做5～10次。

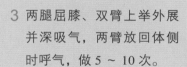
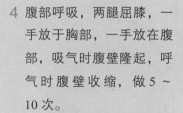

有事没事拍拍肺，简单有效把肺养

　　人体的血液循环途径只有两条：体循环和肺循环。在肺循环中，血液中的二氧化碳进入肺泡内，肺泡内氧气进入血液，跟血红蛋白结合。只有保持肺部的血液循环流畅，才能让肺部健康。

简便拍肺法

功效： 改善胸部肌肉，促进肺部血液循环。

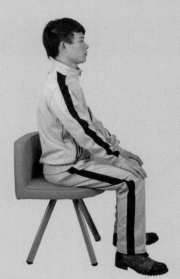

1 坐在椅子上，身体直立，双腿自然分开，双手放在大腿上。

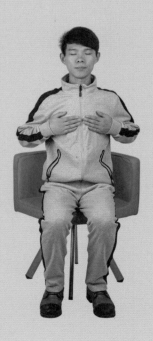

2 闭目，向胸中吸气的同时用双手手掌从胸部两侧由上至下轻拍；呼气时从下向上轻拍，持续 10 分钟。

【小小健身操，养肺大绝招】

在做健身操时，为了满足各组织的需氧量，会加大呼吸深度和加快呼吸频率，从而锻炼了呼吸肌，增强了胸廓活动性，使肺活量增大，让肺泡具有更好的弹性。

呼吸保健操

功效：舒展胸部肌肉，扩大肺活量，促进肺部血液循环。

1 坐在椅子上双脚自然踩地，深吸气，然后缓缓将气呼出，同时两手交叉抱在胸前，上身向前稍倾，呼气时还原坐正。

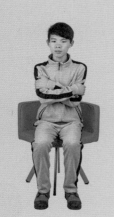

2 坐在椅子上双脚自然踩地，双手放在胸部两侧，深吸气后缓缓呼出，同时用两手挤压胸部，上身前倾，吸气时还原坐正。

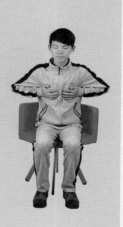

3 两脚间距与肩同宽站立，双臂自然下垂。双手向体侧缓慢伸展，做最大限度的扩胸运动，同时抬头挺胸，呼气时还原。

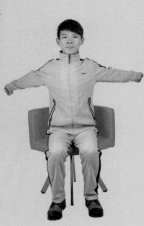

4 直立双腿并拢，深吸气然后缓缓呼出，同时屈膝下蹲，用双手抱膝，大腿挤压到腹部和胸部来排出肺中存留的气体，吸气时还原。

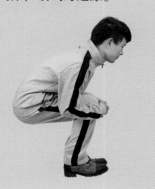

局部保健操

功效： 通畅胸中之气，打通脊背经脉，健肺养肺的同时还能预防感冒。

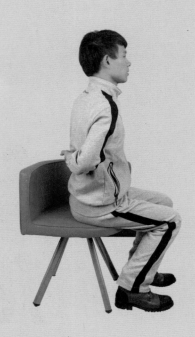

1 端坐，腰背自然挺直，
  双目微闭，放松，两手
  握成空拳，反捶脊背中
  央及两侧，各捶 3 ～ 5
  遍。捶背时，要闭气。

2 在做上一组动作的同时，
  叩齿 5 ～ 10 次，并缓缓
  吞咽津液数次。

3 捶背时要从下向上，再
  从上到下，先捶脊背中
  央，再捶左右两侧。

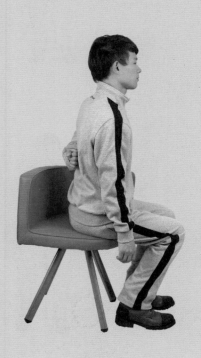

功效： 通达肺气，疏通肺脉，具有调养肺气的作用，对风邪伤肺及肺气虚损均有调理作用。

1　俯卧状，全身放松，调匀呼吸，两脚自然交叉，两手用力支撑地面，使身体向上挺 3 ~ 5 次为 1 遍。

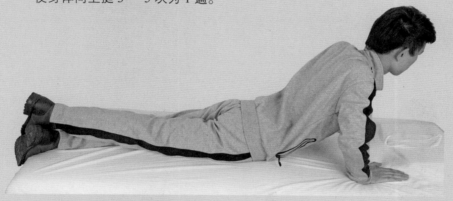

2　两臂支撑要用力，用力时，不呼吸。身体上挺时要尽量躬身，要用臂力，腿不要用力。

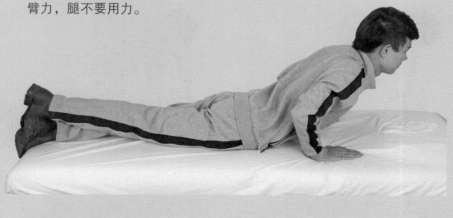

常做瑜伽护肺操，呼吸畅通肺不伤

肺最怕"燥"，养肺就要润肺去燥，经常练习瑜伽护肺操，可以通过瑜伽体式打开身体，尤其是胸廓和肺脉，有助于更好地促进深层次呼吸，让新鲜空气和血液在肺部得以更好运行，驱除浊气，进而达到滋润肺部的效果。

伸展胸肺式

功效： 有利于呼吸时气体进入肺脏的中间部位，增强身体内部的热量，促进全身的血液流通更顺畅。

1 坐在瑜伽垫上，双腿向前伸直。指尖朝前，双手放在身体两侧臀部后面位置。

2 吸气，双手双脚紧压地面，抬起臀部，同时要收紧双腿和臀部肌肉。

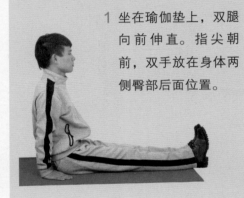

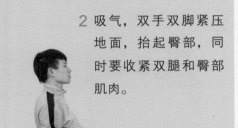

3 呼气，头后仰，喉部拉长，充分拉伸上半身，保持几秒钟。

4 呼气，弯曲双膝和手臂，臀部放低贴地。

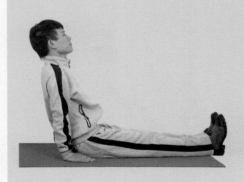

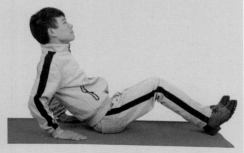

润肺呼吸式

功效： 增大胸腔容积，有助于大量新鲜空气被吸入肺部，促进肺部的血液循环，排除身体内的浊气。

1 坐姿，将双手重叠放在胸骨上，掌心贴在胸口。同时用鼻腔深吸气，双手可以感觉到胸腔慢慢地扩张。

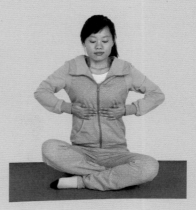

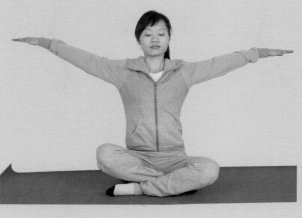

2 下颌缓慢上提，伸展双臂，彻底打开胸腔，缓缓呼气，感受胸腔慢慢地收回。

3 下颌收回，闭上双眼，加速呼吸几次。

【太极一招鲜，练出好气色】

练太极拳时，呼吸讲究"细、慢、深、长"，有助于锻炼横膈肌，保持肺组织弹性，增强肺活量。常年坚持打太极拳，会使肺部血流均匀，是一种四季皆宜的养肺运动。

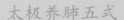
太极养肺五式

功效： 改善心肺功能，增加肺活量，强身健体。

1 双脚分开与肩同宽站立，微曲双膝下蹲。

2 掌心向上从小腹位置缓缓抬起，至膻中穴位置处，双臂向外翻转。

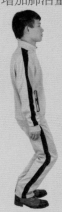

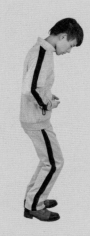

3 掌心从里向外翻，指尖朝上，左右展臂向身体两侧推掌，同时呼气。

4 气呼尽时，两臂随之自然下落。

5 双手重叠覆盖在下丹田位置，调息。

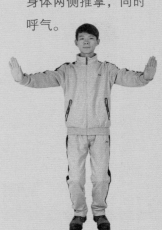

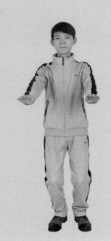

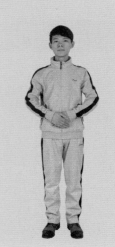

云手宣肺法

功效： 肩、肘、腕、手引导胸背肌肉群的运动，促进气血循环，畅通经络，减轻心肺负担。

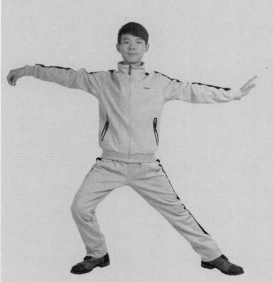

1 站立，左手为掌，右勾手变掌，沉肘向上画圈，从身体中线位置向上与眉平齐。

2 脚原地不动，以脚跟为轴，脚尖随手的动作摆动。

3 左右手循环往复，右手到身体中线，左手在左侧；右手向上齐眉，左右到裆。

4 抬脚左右换步，呈弓箭步，配合云手的系列动作。

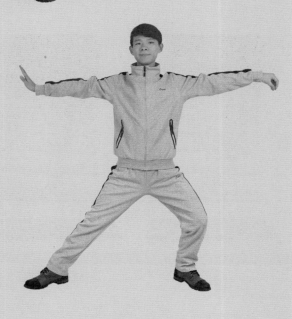

〖爬楼梯就能把肺养〗

爬楼梯是一项有氧运动，不仅可以使全身肌肉和关节得到充分有效的锻炼，同时，人体的呼吸、心血管等系统功能都可以通过简单的跑步、爬楼梯动作得到有效锻炼。

轻重缓急爬楼梯

功效： 增大肺活量，强化呼吸系统的功能，有助于提高心肺功能。

1 缓走：按照平常的步调一个台阶一个台阶地匀步往上走。

2 跨阶：登台阶时，根据自身状况跨 2 级或者 3 级台阶往上走。

3 负重：手提 5 千克左右的东西爬楼梯。要双手平均分担 5 千克的重量来保持身体平衡，不要拿体积过大的重物。

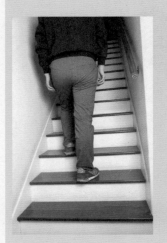 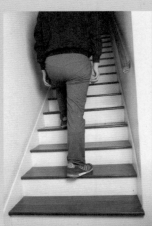 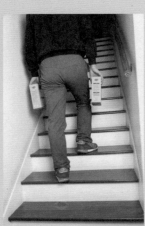

【闲庭信步也养肺，健康就在你脚下】

步行不仅动作简单，锻炼的强度也很好控制。精神状态放松的时候做步行锻炼，随着轻松而有节奏的步伐深沉而均匀地呼吸，可以达到润肺养心的功效。

退步走

功效： 有利于肺部气体交换，排出浊气，缓解呼吸系统疾病。

1 挺胸抬头，目光平视，双手叉腰，拇指向后按住在腰部的肾俞穴位置，其余四指向前。

2 脚向后迈步，膝关节自然伸直，脚掌先着地，脚跟随之着地。

3 两臂配合两腿动作自然摆动。

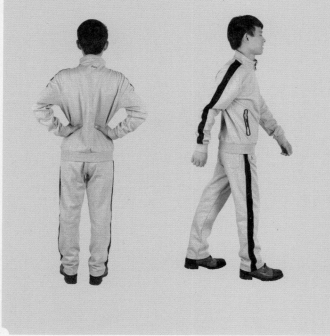
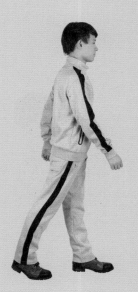

【经常游泳，健身又强肺】

长期坚持游泳锻炼，心脏体积呈运动性增大，心肌收缩有力，血管弹性加大，心血管系统的效率会得到提高；肺活量增大，肺的血液循环更加流畅，达到促使心肺功能增强的效果。

蛙泳姿势

功效： 可以使全身肌肉、关节、韧带得到锻炼，能够塑形美体、调节中枢神经，养肺强心。

1 身体呈平直姿势俯卧在水中，两臂保持一定的紧张度自然向前伸直。

2 手臂先前伸，肩关节略内旋，两手掌心略转向斜下方，稍勾手腕，两手分开向斜下方压水。

3 两臂分成 45°角左右，手腕开始弯曲，这时两臂两手逐渐积极地做向侧、下、后方屈臂划水。

4 将手臂向里、向上，收到头前下方，收手。这时臂与肘几乎同时做动作，划水速度略快些。

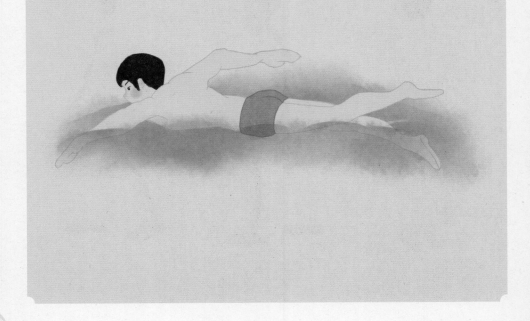

第 **6** 章

按按捏捏就养肺：
按摩、刮痧、
艾灸、拔罐

养肺保健按摩法 揉揉按按就把肺养

肺脏功能是否正常，对人的呼吸、健康有着重要的作用。所以，平时对肺的养护显得至关重要。我们可以通过一些简单的按摩方法和技巧来达到补肺养肺的目的。肺部的按摩能直接作用于肺脏，不仅能加强肺的功能，还能间接地对心脏、膈肌及腹腔脏器起到按摩作用。具体按摩方法如下：

养肺的按摩疗法 1

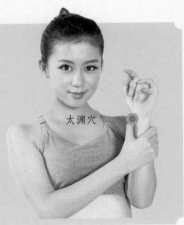

太渊穴

选穴： 太渊穴

找穴： 掌后腕横纹拇指一侧，动脉的桡侧（靠拇指的一侧）凹陷处就是太渊穴。

方法： 用拇指指腹轻柔地掐按太渊穴 1 ~ 3 分钟，以有酸胀感为度。

功效： 有强壮肺脏、抑制肺气上逆的功效，从而起到很好的止咳养肺作用。

养肺的按摩疗法 2

中府穴

选穴： 中府穴

找穴： 在胸部，横平第 1 肋间隙，锁骨下窝外侧，前正中线旁开 6 寸；正立，双手叉腰，锁骨外侧端下方有一凹陷处，该处再向下 1 横指处即中府穴。

方法： 用拇指或食指指腹按摩中府穴，两手交替反复操作，每次按揉 1 ~ 3 分钟，以有酸痛感为度。按揉力度要适中，以舒适为度，不要用力过大。

功效： 有调理肺气、治疗咳喘的功效，用来检测肺是否出现疾病。可以调治咳嗽、气喘、胸闷、胸痛、肩背痛、支气管炎、支气管哮喘、肺胀满、肺炎等病症。

养肺的按摩疗法 3

选穴： 云门穴

找穴： 在胸部，锁骨下窝凹陷中，肩胛骨喙突内缘，前正中线旁开6寸。当双手叉腰时，在锁骨外端下缘出现一个三角形的凹陷处，即云门穴。

方法： 用拇指或食指按摩云门穴10分钟左右，力度以穴位处有酸麻胀感为宜。

功效： 有理气止咳的功效。主治咳嗽、气喘等病症。

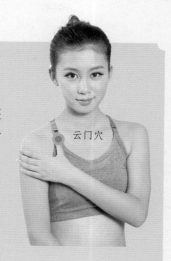
云门穴

养肺的按摩疗法 4

选穴： 孔最穴

找穴： 伸臂仰掌取穴，从尺泽穴至腕横纹外侧端脉搏搏动处连线的中点向上约一横指处即孔最穴。

方法： 一手臂伸臂仰掌，用另一手拇指或中指指腹点揉孔最穴，以有酸痛感但能忍受为度，可按揉至透热或者局部皮肤微红。

功效： 润肺理气，清热止血。主治气管炎、咳嗽、咽喉肿痛、咯血。

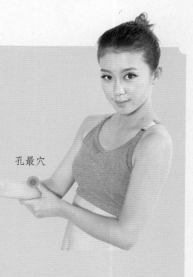
孔最穴

养肺的按摩疗法 5

选穴： 定喘穴

找穴： 低头时，摸到颈后突起最高的高骨，其下方凹陷处旁开 0.5 寸即定喘穴。

方法： 用食指指腹或指节向下按压定喘穴 1 ~ 2 分钟，以有酸胀感为度。

功效： 能够调整呼吸运动，增强抗过敏性，改善支气管哮喘的症状。

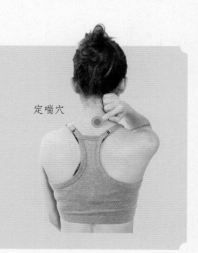

定喘穴

养肺的按摩疗法 6

选穴： 膻中穴

找穴： 在胸部，横平第 4 肋间隙，前正中线上，位于两乳头连线的中点即膻中穴。

方法： 除拇指外，四指并拢，用中指的指腹按揉膻中穴 3 ~ 5 分钟，力度要适中，不可过重。

功效： 膻中穴能清热化痰，抑制支气管分泌物增加，保持呼吸通畅。

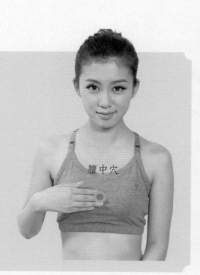

膻中穴

刮痧养肺作用大 刮去不适，肺自清

　　刮痧疗法是我国民间流传很广的一种常用外治法，也是一种简便有效的自然疗法。刮痧常用的工具有：牛角、玉石。在皮肤相关部位刮拭，能够起到畅通气血、疏通经络、消肿止痛的作用。通过刮痧可以养肺护肺、增强肺脏功能、滋阴润燥、保护津液，从而改善体质，提高免疫力。

养肺的刮痧疗法 1

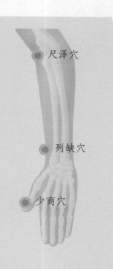

尺泽穴

列缺穴

少商穴

　　选穴： 尺泽穴、列缺穴、少商穴

　　找穴： 尺泽穴在肘部，肘横纹上，肱二头肌腱桡侧缘凹陷中；列缺穴位于腕掌侧远端横纹上 1.5 寸，拇短伸肌腱与拇长展肌腱之间；少商穴在拇指末节桡侧，指甲根角旁开 0.1 寸。

　　方法： 刮痧时，以梳理经气法自上而下刮拭尺泽穴、列缺穴、少商穴。手法要灵活，用力要均匀，由轻渐重，边刮边蘸油水。刮到皮肤潮红，稍有充血即可，每个部位刮痧不要超过 10 分钟。

　　功效： 养肺祛燥，增强肺脏功能，滋阴润燥。

养肺的刮痧疗法 2

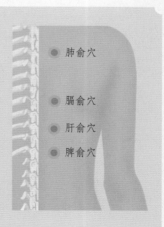

肺俞穴

膈俞穴

肝俞穴

脾俞穴

　　选穴： 肺俞穴、膈俞穴、肝俞穴、脾俞穴

　　找穴： 肺俞穴位于上背部，第 3 胸椎棘突下，后正中线旁开 1.5 寸；膈俞穴在背部，第 7 胸椎棘突下，后正中线旁开 1.5 寸；肝俞穴在背部，第 9 胸椎棘突下，后正中线旁开 1.5 寸；脾俞穴在下背部，第 11 胸椎棘突下，后正中线旁开 1.5 寸。

　　方法： 刮痧时，沿脊柱两侧向下，经肺俞、膈俞、肝俞、脾俞等穴，刮至皮肤出痧为度。

　　功效： 理气平喘，止咳。

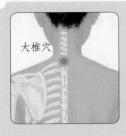
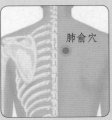
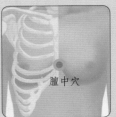
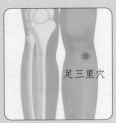

大椎穴 　　肺俞穴 　　膻中穴 　　足三里穴

养肺的刮痧疗法 3

选穴： 大椎穴、肺俞穴、膻中穴、足三里穴

找穴： 大椎穴在项背部脊柱区，第 7 颈椎棘突下凹陷中，后正中线上；肺俞穴位于上背部，第 3 胸椎棘突下，后正中线旁开 1.5 寸；膻中穴在胸部，由锁骨往下数第 4 肋间，当前正中线上；足三里穴在股前区，犊鼻穴下 3 寸，胫骨前缘外一横指处。

方法： 刮痧时，先刮拭背部的大椎穴、肺俞穴，再刮胸部的膻中穴，然后刮下肢部的足三里穴，刮至皮肤出痧为度。

功效： 养肺润肺，理气和中。

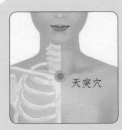
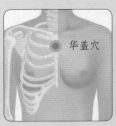
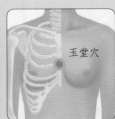
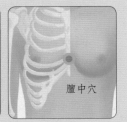

天突穴 　　华盖穴 　　玉堂穴 　　膻中穴

养肺的刮痧疗法 4

选穴： 天突穴、华盖穴、玉堂穴、膻中穴

找穴： 天突穴在颈前区，胸骨上窝中央，前正中线上；华盖穴在胸部，横平第 1 肋间隙，前正中线上；玉堂穴在胸部，横平第 3 肋间隙，前正中线上；膻中穴在胸部，横平第 4 肋间隙，前正中线上。

方法： 刮痧时，先刮胸部任脉，沿前正中线往下，从天突穴经华盖穴、玉堂穴刮至膻中穴处，以皮肤出痧为度。

功效： 理气和肺，调治哮喘。

艾灸养肺好处多 有"艾"呵护，肺病不生

艾灸疗法，是指用艾叶作为原料，做成艾绒，在人体体表的腧穴和特定穴位上温熨、烧灼，借灸火的热力以及药物的作用，通过经络传导，起到温阳补气、疏通经络、消瘀散结、补中益气的一种方法。现代医学研究证明，艾灸相关穴位，可以调整人体脏腑功能，促进新陈代谢，提高免疫力。经常艾灸肺部保健穴位，可以呵护肺部，使肺病不生。

养肺的艾灸疗法 1

选穴： 天突穴

找穴： 天突穴在颈前区，胸骨上窝中央，前正中线上。仰卧，两锁骨内侧的凹陷处，胸骨上窝中央的咽喉位置便是天突穴。

方法： 选择新鲜的老姜，切成0.3厘米的薄片，在其上扎小孔，点燃艾炷，小心放在天突穴上施灸5～7分钟，以局部有温热感而不灼痛为宜。

功效： 有止咳、平喘、化痰的功效，适用于打嗝、咳嗽、咽喉炎、扁桃体炎等肺部疾病。

养肺的艾灸疗法 2

选穴： 肺俞穴

找穴： 肺俞穴位于上背部，第3胸椎棘突下，后正中线旁开1.5寸。低头，将食指和中指并拢伸向后颈部最凸出的椎体往下数3个凸起的骨性标志旁边，食指所在的位置即肺俞穴。

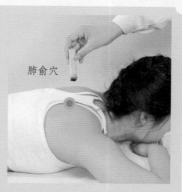

肺俞穴

方法： 将艾条的一端点燃，对准肺俞穴像鸟雀啄食一样，一上一下地施灸。艾灸条距离皮肤0.5～1厘米，每次灸10～15分钟，灸到局部红晕温热为止。每日1次，10天为一个疗程，间隔3～5日可进行下一疗程。

功效： 解表宣肺，清热理气。主要治疗肺经及呼吸道疾病，如肺炎、支气管炎、肺结核等。

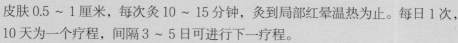

养肺的艾灸疗法 3

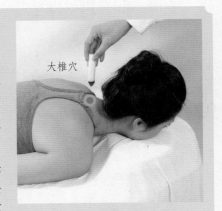

大椎穴

选穴： 大椎穴

找穴： 大椎穴在项背部脊柱区，第7颈椎棘突下凹陷中，后正中线上。低头的时候，摸到颈后突起最高处下方的凹陷即大椎穴。

方法： 将头发盘起（以免艾条烧了头发），将点燃的艾条对准大椎穴灸烤。艾条距离皮肤2～3厘米，感觉皮肤温热但并不灼痛。每次灸10～15分钟，以灸至局部稍有红晕为度，每隔3日灸1次。

功效： 养肺护肺，主治咳嗽、哮喘、胸闷喘逆、酒渣鼻、耳聋、小儿感冒等。

养肺的艾灸疗法 4

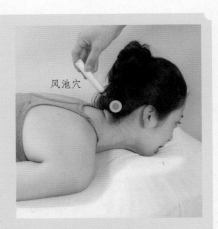

风池穴

选穴： 风池穴

找穴： 风池穴在项后，枕骨之下，胸锁乳突肌上端与斜方肌上端之间的凹陷处。颈部耳后发际下的凹窝内，相当于耳垂齐平的位置，按之酸麻便是风池穴。

方法： 把头发拨两边，将点燃的艾条放在风池穴上施灸。艾条距离皮肤2～3厘米，感觉皮肤温热但并不灼痛。每次灸10～15分钟，以灸至局部稍有红晕为度，每隔3日灸1次。

功效： 清肺热。主治外感发热、头痛等症。

拔罐护肺很有效 疏通经络，赶走肺病

　　拔罐疗法又称"负压疗法"，是用罐状器具扣在患处或穴位上，用烧火、温热或直接抽取罐中空气（或温水）的办法，造成罐中负压，使其吸附在皮肤上，造成瘀血现象，从而起到治病作用的一种民间治疗方法。民间俗话说"火罐一吸一拔，身体百病可除"，对于肺气不足、有肺部疾病的患者，可以通过拔火罐理气和肺、疏通经络，起到润肺养肺的作用。

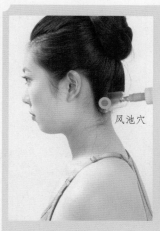 风池穴
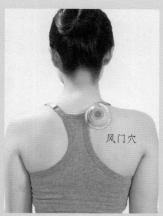 风门穴
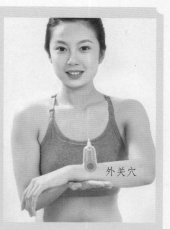 外关穴

养肺的拔罐疗法 1

　　选穴：风池穴、风门穴、外关穴

　　找穴：风池穴在项后，枕骨之下，胸锁乳突肌上端与斜方肌上端之间的凹陷处；风门穴位于背部第 1 胸椎棘突下，正中线旁开 1.5 寸处；外关穴在前臂外侧，腕背侧远端横纹上 2 寸，尺骨与桡骨间隙中点。

　　方法：先将火罐消毒，然后用镊子夹住一小团棉球，蘸上浓度为 95% 的酒精，左手握住罐体，罐口朝右下方，把燃着的棉球伸入罐内燃烧 1～2 秒钟，快速取出。接着用罐吸拔风池、风门、外关穴 10～20 分钟，每日 1 次。

　　功效：宣通肺气，止咳化痰。对感冒、咳嗽、哮喘有良好的治疗作用。

第 **6** 章　按按捏捏就养肺：按摩、刮痧、艾灸、拔罐

养肺的拔罐疗法 2

选穴： 尺泽穴、大椎穴

找穴： 尺泽穴位于肘部，肘横纹上，肱二头肌腱桡侧缘凹陷中；大椎穴在颈背部脊柱区，第7颈椎棘突下凹陷中，后正中线上。

方法： 先将火罐消毒，然后用镊子夹住一小团棉球，蘸上浓度为95%的酒精，左手握住罐体，罐口朝右下方，把燃着的棉球伸入罐内燃烧1～2秒钟，快速取出。接着用罐吸拔尺泽、大椎穴5～10分钟，每日1次。

功效： 清宣肺气、泻火降逆。主治喉咙疼痛、感冒、哮喘、肘部疼痛、手臂疼痛、心悸等病症。

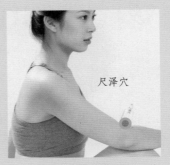

尺泽穴

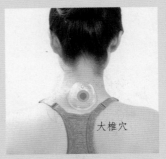

大椎穴

养肺的拔罐疗法 3

选穴： 天突穴、鱼际穴、太溪穴、照海穴

找穴： 天突穴在颈前区，胸骨上窝中央，前正中线上；鱼际穴在手外侧，第1掌骨桡侧中点赤白肉际处；太溪穴位于内踝尖和跟腱（脚后跟往上，足踝后部粗大的肌腱）之间的凹陷处；照海穴位于足内侧，内踝下缘凹陷中。

方法： 采用单纯闪罐法，对天突、鱼际、太溪、照海各穴进行闪罐，每穴闪罐20～30次，每日1次，5次为1疗程。

功效： 有补肺益气、理气化痰、止咳平喘的功效。适用于打嗝、咳嗽、呕吐、哮喘、咽喉肿痛等。

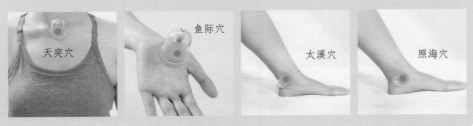

天突穴　　鱼际穴　　太溪穴　　照海穴

养肺的拔罐疗法 4

选穴： 肺俞穴、大椎穴、风门穴、曲池穴

找穴： 肺俞穴在背部，第3胸椎棘突下，旁开1.5寸；大椎穴在后正中线上，第7颈椎棘突下凹陷中；风门穴位于背部第1胸椎棘突下，后正中线旁开1.5寸处；曲池穴在肘部，尺泽与肱骨外上髁连线的中点处。

方法： 选用小口径玻璃罐以闪火法吸拔肺俞、大椎、风门、曲池各穴10～20分钟，每日1次。

功效： 宣肺理气、止咳平喘、补虚益损、清退虚热。适合咳嗽、气喘、胸闷等。

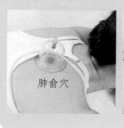
肺俞穴

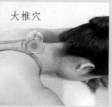
大椎穴

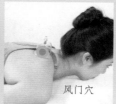
风门穴

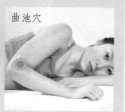
曲池穴

养肺的拔罐疗法 5

选穴： 肺俞穴、足三里穴

找穴： 肺俞穴在背部，当第3胸椎棘突下，后正中线旁开1.5寸；足三里穴在股前区，犊鼻穴下3寸，胫骨前缘外一横指处。

方法： 对肺俞穴、足三里穴施行挑罐法，先用三棱针挑刺穴位，然后用闪火法将罐吸拔在穴位上，留罐10～15分钟，每周2次。

功效： 宣肺理气、止咳平喘、补虚益损、清退虚热。主治咳嗽、气喘、胸闷等。

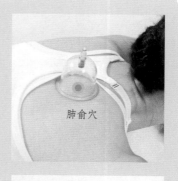
肺俞穴

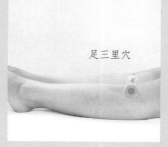
足三里穴

养肺的拔罐疗法 6

选穴：肺俞穴、大椎穴、尺泽穴、大杼穴

找穴：肺俞穴在背部，第3胸椎棘突下，后正中线旁开1.5寸；大椎穴在后正中线上，第7颈椎棘突下凹陷中；尺泽穴在肘横纹中，肱二头肌腱桡侧凹陷处；大杼穴在第1胸椎棘突下，督脉旁开1.5寸处。

方法：选用小口径玻璃罐以闪火法吸拔肺俞、大椎、尺泽、大杼各穴10～20分钟，每日1次。

功效：清宣肺气、泻火降逆。此法适用于风热犯肺所致的咳嗽。

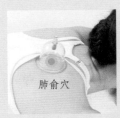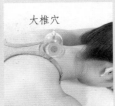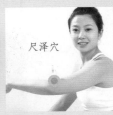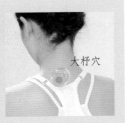

养肺的拔罐疗法 7

选穴：大椎穴

找穴：大椎穴在后正中线上，第7颈椎棘突下凹陷中。

方法：对大椎穴施行挑罐法，先用三棱针挑刺穴位。然后，用闪火法将罐吸拔在穴位上，留罐10～15分钟，每周2次。

功效：清肺散热，镇静安神。可治头晕头痛、感冒、咳嗽、咽喉肿痛、喘逆等。

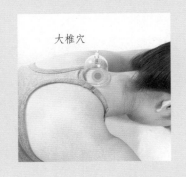

第 **7** 章

养肺清肺中医秘方

中医经典名方

【桑菊饮 疏风清热，宣肺止咳】

主要成分

桑叶、菊花、杏仁、桔梗、连翘、薄荷、芦根、甘草。

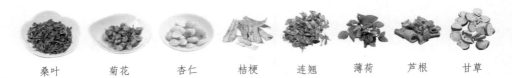

| 桑叶 | 菊花 | 杏仁 | 桔梗 | 连翘 | 薄荷 | 芦根 | 甘草 |

养肺功效

《温病条辨》中记载桑菊饮是治疗风温初期的辛凉轻剂，其中桑叶通肺气、活经络，菊花疏风清热，杏仁、桔梗宣肃肺气、止咳，连翘、薄荷宣肺清热，芦根、甘草可以化痰止咳。

如果肺部被风热之邪侵袭，就会导致肺气堵塞不宣，清肃之令失常，气道不利，肺气上逆，咳嗽就是身体为了宣通肺气，排出体内病邪的表现。该方常用于宣肺止咳、疏风清热，所以常用于外感风热、咳嗽初起之证。

对症养肺

常用于治疗流行性感冒、急性支气管炎、急性扁桃体炎、上呼吸道感染等属风热犯肺之轻证者。咽干、咽痒、咳嗽、咳痰、痰白、痰稠等风热咳嗽人群适合服用。

用法用量

1. 用两杯水煎成一杯水量，每日分两次服用。

2. 口渴者可加花粉清热生津；咳痰夹血者，可加藕节、丹皮之类，凉血止血；若有痰黄稠，不易咳出者，可加瓜蒌皮、浙贝母之类，清化热痰。

服用禁忌

风寒感冒而恶寒严重者及风寒咳嗽不宜饮用。

《白虎汤 高热急症首选方》

主要成分

知母、石膏、炙甘草、粳米。

| 知母 | 石膏 | 炙甘草 | 粳米 |

养肺功效

白虎汤出自东汉末年张仲景著的《伤寒论》，历代中医奉它为解热退热的经典名方。以白虎命名，是因为中医认为"白虎"为西方金神，对应着秋天凉爽干燥之气，比喻本方就像秋季凉爽干燥的气息降临大地一样，一扫炎暑湿热之气，解热作用迅速。

白虎汤虽然只有知母、石膏、炙甘草、粳米4味药，却互相配合，充分体现了中医配伍治病的特色，现代药理研究表明白虎汤除了具有解热作用外，还有增强机体免疫作用。

对症养肺

常用于治疗流行性感冒、流行性乙型脑炎、流行性出血热、肺炎、肺脓肿、中暑等急性传染病或非传染性急性热病。高热咳嗽、胸痛胸闷、吐黄白色或铁锈色痰、口渴多饮等人群适用此方。

用法用量

四味药，加10升水煮到米熟汤成，撇去浮渣，温服一升，每日三服。

服用禁忌

1.《温病条辨》中记载白虎汤有"四禁"：脉弦而细者、脉沉者、不渴者、汗不出者，都不宜服用此方。

2.春时及立秋后，不要服用。

【泻白散 清泻肺热，止咳平喘】

主要成分

地骨皮、桑白皮、甘草、粳米。

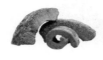

地骨皮　　　　桑白皮　　　　甘草　　　　粳米

养肺功效

泻白散出自《小儿药证直诀》，是由地骨皮、桑白皮、甘草等药组成，具有清热泄肺、止咳平喘的功效，有气喘咳嗽、皮肤蒸热，日晡尤甚，脉细数症状时可以用泻白散治疗。

伏火郁肺，气逆不降导致气喘咳嗽；肺属金旺于傍晚，伏火会渐伤阴气，所以下午三点到五点的时候发病最重，舌红苔黄、脉细数其实都是伏火伤阴气的体现。此方正好以清热泄肺中和伏火来养肺。

对症养肺

常用于治疗支气管炎、肺炎、小儿麻疹初期，肺中伏火郁热者适用此方。

用法用量

1.上药锉散，入粳米一撮，水二小盏（300毫升），煎七分（200毫升），食前服用。

2.肺经热盛，可适量加黄芩、知母；阴虚超热，加鳖甲、银柴胡。

服用禁忌

风寒咳嗽、肺虚咳喘者不宜使用本方。

〖杏苏散 轻宣凉燥，理肺化痰〗

主要成分

紫苏、杏仁、桔梗、枳壳、前胡、陈皮、半夏、茯苓、姜、大枣、甘草。

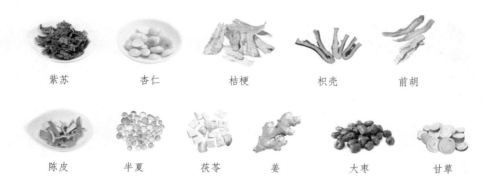

紫苏	杏仁	桔梗	枳壳	前胡
陈皮	半夏	茯苓	姜	大枣	甘草

养肺功效

杏苏散出自《温病条辨》，主要有轻宣凉燥、理肺化痰的功效。主治外感凉燥证，燥证分为外燥和内燥，外燥要清宣，内燥宜滋润。此方中的药材相配，紫苏可以宣散肺部凉燥之邪；杏仁降利肺气，润燥止咳；桔梗、枳壳开宣肺气，行气宽胸；前胡降气化痰，宣肺散风；陈皮、半夏、茯苓健脾燥湿、化痰利气，在外能够轻宣发表而解凉燥，于内可以降肺化痰治咳嗽；姜、大枣调和营卫，甘草调和诸药，是为使药。

对症养肺

本方适用于治疗流行性感冒、慢性支气管炎、支气管扩张、肺气肿、过敏性咳嗽等。外感凉燥或外感风寒轻症导致肺气不宣、痰湿内阻人群可用此方。

用法用量

恶寒加重可以加葱白、淡豆豉以辛温解表；头痛加川芎、防风，可以祛风止痛；咳嗽痰多或者平时有痰的人可以加紫菀来温润化痰。

【养阴清肺汤 养阴清肺，凉血解毒】

主要成分

生地黄、玄参、麦冬、炒白芍、丹皮、贝母、薄荷、甘草。

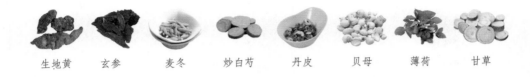

| 生地黄 | 玄参 | 麦冬 | 炒白芍 | 丹皮 | 贝母 | 薄荷 | 甘草 |

养肺功效

养阴清肺汤出自《重楼玉钥》，此汤方中生地黄和玄参养阴润燥、清肺解毒，辅以麦冬、白芍使养阴清肺润燥功效更好，丹皮助生地、玄参凉血解毒而消痈肿，加入贝母可以润肺止咳、清化热痰，薄荷宣肺利咽，用甘草泻火解毒，调和诸药，让此汤药发挥养阴清肺、凉血解毒的功效。

对症养肺

此方是治疗白喉的常用方子。对于因肝肺燥热导致咽喉肿痛者、急性扁桃体炎初期未化脓者疗效亦佳。

用法用量

1. 生地黄 6 克，麦冬、玄参各 4.5 克，炒白芍、丹皮、贝母各 2.5 克，薄荷、甘草各 1.5 克用水煎服。

2. 肾阴虚的人加熟地黄，也可以生、熟地黄并用；发热加重可以加连翘换掉白芍；燥甚加天冬、茯苓。

3. 扁桃腺炎、咽喉炎属阴虚者可用本方加减治疗。

4. 本方中加土牛膝，可以提高对白喉的治疗效果。

服用禁忌

如有内热及发热，不必投表药。

【玉屏风散 益气固表止汗】

主要成分

黄芪、白术、防风。

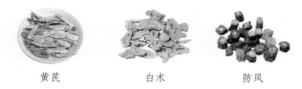

黄芪　　　　　白术　　　　　防风

养肺功效

方名玉屏风，因其功用如御风的屏障，而又珍贵如玉，因此而命名。玉屏风散源自宋代张松《究原方》，用于治疗表虚自汗。方中黄芪益气固表，为君药；白术健脾益气，辅助黄芪有固表止汗的功效，为臣药；防风可以祛除风邪，为佐使药。三药合用，有益气固表止汗的功效。

对症养肺

适用于肺气虚弱引起的感冒、多汗、过敏性鼻炎、上呼吸道感染等。容易感冒，畏风怕冷，稍微活动就出汗较多等人群适合服用。

用法用量

1. 在药店内有成药玉屏风颗粒出售，可按说明书服用。

2. 可以在家自制散剂服用：10 克黄芪，10 克白术，5 克防风，3 味药物共碾为细末（药店可以提供研磨服务）为 1 剂，混合均匀，早晚各 1 次，温开水送服，1 天服完。

服用禁忌

阴虚盗汗（睡着时出汗，醒来时汗即停止）的人忌用。

常用中成药

〖止咳川贝枇杷露 清热宣肺，化痰止咳〗

主要成分

川贝、桔梗、枇杷叶、水半夏等。

养肺功效

止咳川贝枇杷露具有清热宣肺、化痰止咳的功效，它主治外感风热、咳嗽较甚的人。川贝具有清热润肺、化痰止咳的功效；桔梗具有止咳祛痰的作用；枇杷叶可清肺止咳；水半夏具有燥湿、化痰、止咳的功效。诸药合用，有清热宣肺、化痰止咳的功效。

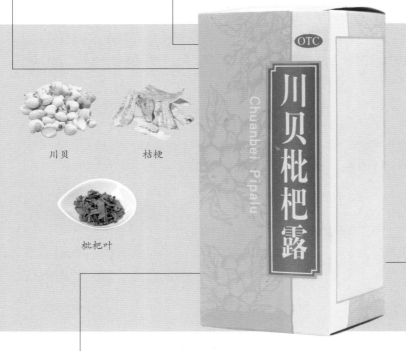

川贝

桔梗

枇杷叶

OTC

川贝枇杷露

Chuanbei Pipalu

对症养肺

主要用于治疗感冒咳嗽、支气管炎、肺炎等症状。症见咳嗽、痰黏或黄。

注意事项

1. 服药期间，不能吃辛辣、油腻食物。

2. 支气管扩张、肺脓疡、肺心病、肺结核、糖尿病患者应在医师指导下服用。孕妇慎用。

【急支糖浆 清热解毒，止咳化痰】

主要成分

鱼腥草、金荞麦、四季青、前胡等。

养肺功效

急支糖浆有清热化痰、宣肺止咳的功效，主要用于外感风热所致的咳嗽。金荞麦有一定的退热作用；鱼腥草对肺炎双球菌、流感病毒等均有不同程度的抑制作用；四季青有抗炎作用；前胡可以散风清热，降气化痰。

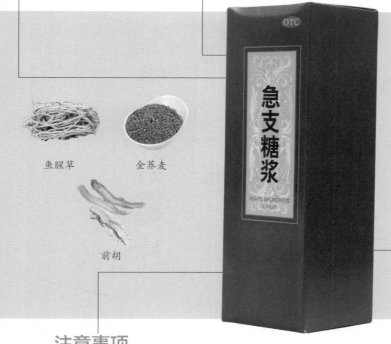

鱼腥草　　　　金荞麦

前胡

注意事项

1.忌烟、酒及辛辣、生冷、油腻食物。

2.不宜在服药期间同时服用滋补性中药。

3.高血压、心脏病患者慎用，糖尿病患者及肝病、肾病等慢性病严重者应在医师指导下服用。

5.儿童、孕妇、哺乳期妇女、年老体弱者应在医师指导下服用。

6.对本品过敏者禁用，过敏体质者慎用。

对症养肺

用于治疗风热犯肺、痰热壅肺导致的咳嗽、痰黄，感冒后咳嗽，急性支气管炎，发热面红，恶寒，胸闷，咳嗽咽痛，小便短赤。

银翘解毒片 辛凉解表，清热解毒

主要成分

金银花、连翘、薄荷、淡豆豉、荆芥、牛蒡子、桔梗、淡竹叶、芦根、甘草。

养肺功效

辛凉解表，清热解毒。连翘清热解毒，主治热病初起，风热感冒，发热等；金银花为清热解毒的良药，既能宣散风热，还善清解血毒。

对症养肺

用于治疗感冒、流感、肺炎、腮腺炎、发热头痛、咳嗽、口干、咽喉疼痛等。

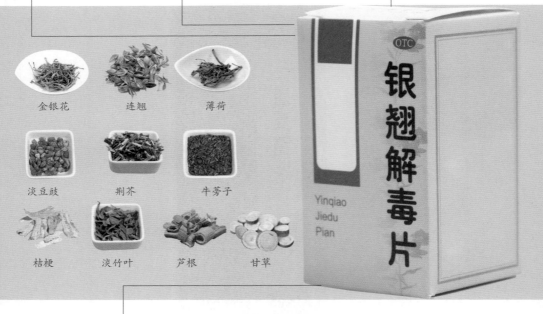

金银花　　连翘　　薄荷

淡豆豉　　荆芥　　牛蒡子

桔梗　　淡竹叶　　芦根　　甘草

OTC 银翘解毒片 Yinqiao Jiedu Pian

注意事项

1.忌烟、酒及辛辣、生冷、油腻食物。

2.不宜在服药期间同时服用滋补性中成药。

3.风寒感冒者不适用，其表现为恶寒重，发热轻，无汗，鼻塞流清涕，口不渴，咳吐稀白痰。

4.高血压、心脏病、肝病、糖尿病、肾病等慢性病严重者、孕妇或正在接受其他治疗的患者，均应在医师指导下服用。

5.按照用法用量服用，小儿、年老体虚者应在医师指导下服用。

6.药品性状发生改变时禁止服用。

7.儿童必须在成人的监护下使用。

《桑菊感冒片 宣肺止咳，疏风清热》

主要成分

桑叶、菊花、薄荷油、苦杏叶、桔梗、连翘、芦根、甘草。

养肺功效

桑菊感冒方源于清代名医吴鞠通的名方"桑菊饮"，有疏风清热、宣肺止咳的功效，被后世医家称为"辛凉轻剂"。

对症养肺

用于治疗感冒、流行性感冒、急性扁桃体炎初期、流行性结膜炎、急性喉炎初期等。

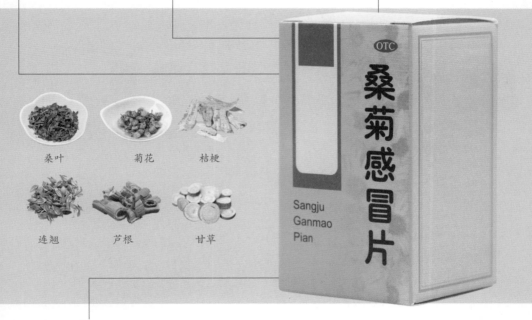

桑叶　　　　菊花　　　　桔梗

连翘　　　　芦根　　　　甘草

OTC

桑菊感冒片

Sangju
Ganmao
Pian

注意事项

1.忌烟、酒及辛辣、生冷、油腻食物。

2.不宜在服药期间同时服用滋补性中药。

3.风寒感冒者不适用。

4.高血压、心脏病、肝病、糖尿病、肾病等慢性病严重者应在医师指导下服用。

5.儿童、孕妇、哺乳期妇女、年老体弱及脾虚便溏者应在医师指导下服用。

6.服药3天症状无缓解，应去医院就诊。

7.对该品过敏者禁用，过敏体质者慎用。

8.该品性状发生改变时禁止使用。

9.儿童必须在成人监护下使用。

《养阴清肺膏 养阴清肺，凉血解毒》

主要成分

生地、玄参、麦冬、川贝、白芍、丹皮、薄荷、甘草。

养肺功效

养阴清肺，清肺利咽，凉血解毒。用于阴虚肺燥，咽喉干痛，干咳少痰，肺阴不足和热毒偏盛的白喉。

对症养肺

用于治疗白喉、扁桃体炎、口腔溃疡、鹅口疮、颈淋巴结核、牙周炎、地图舌等。

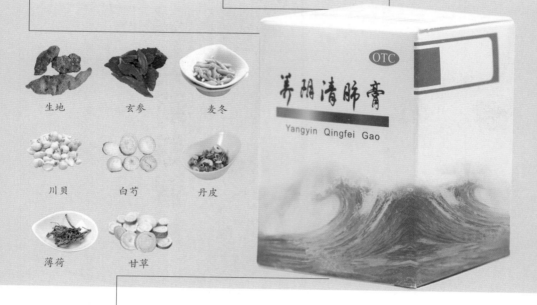

生地　　玄参　　麦冬

川贝　　白芍　　丹皮

薄荷　　甘草

OTC
养阴清肺膏
Yangyin Qingfei Gao

注意事项

1. 忌烟、酒及辛辣、生冷、油腻食物。

2. 支气管扩张、肺脓疡、肺心病、肺结核患者出现咳嗽时应去医院就诊。

3. 糖尿病患者及高血压、心脏病、肝病、肾病等慢性病严重者应在医师指导下服用。

4. 儿童、孕妇、哺乳期妇女、年老体弱者应在医师指导下服用。

5. 服药期间，若患者发热体温超过38.5摄氏度，或出现喘促气急者，或咳嗽加重、痰量明显增多者应去医院就诊。

6. 服药7天症状无缓解，应去医院就诊。

7. 对本品过敏者禁用，过敏体质者慎用。

8. 本品性状发生改变时禁止使用。

百合固金丸 养阴清热，润肺化痰

主要成分

生地黄、熟地黄、麦冬、百合、芍药、当归、贝母、甘草、玄参、桔梗。

养肺功效

养阴润肺，化痰止咳，清心安神，补中益气，清热利尿，清热解毒，凉血止血，健脾和胃。用于肺肾阴虚、虚火上炎导致的咳嗽带血、咽干喉痛等。

对症养肺

用于治疗肺结核、慢性支气管炎、支气管扩张咯血、自发性气胸、产后出血、腹胀、身痛。

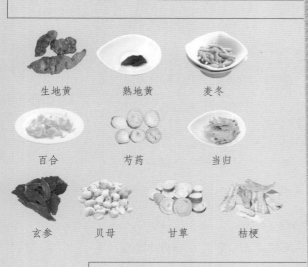

生地黄　　熟地黄　　麦冬

百合　　芍药　　当归

玄参　　贝母　　甘草　　桔梗

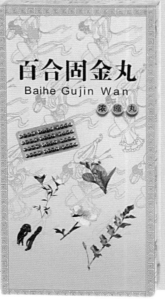

百合固金丸
Baihe Gujin Wan
浓缩丸

注意事项

1.忌烟、酒及辛辣食物。

2.风寒咳嗽者不宜服用，其表现为咳嗽声重，鼻塞流清涕。

3.脾胃虚弱、食少腹胀、大便稀溏者不宜服用。

4.痰湿壅盛患者不宜服用，其表现为痰多黏稠或稠厚成块。

5.有支气管扩张、肺脓疡、肺结核、肺心病及糖尿病的患者，应在医师指导下服用。

6.服用3天，症状无改善，应去医院就诊。

7.按照用法用量服用，小儿、年老体虚者应在医师指导下服用。

8.药品性状发生改变时禁止服用。

参考书目

《益肺调养汤》颜春连主编　广东科技出版社　2007 年 11 月版

《国医大师验案良方：肺系卷》李剑颖、崔艳静、杨建宇主编　学苑出版社　2010 年 7 月版

《咳喘肺胀卷：古今名医临证金鉴》单书健、陈子华编著　中国中医药出版社　2011 年 7 月版

《中医补肺养生法》马汴梁主编　人民军医出版社　2011 年 7 月版

《怎样保养你的肺》蔡建荣、刘丽宏主编　河北科技出版社　2011 年 9 月版

《养生早养肺》吕晓东、张艳编著　中国中医药出版社　2012 年 10 月版

《小偏方大功效：小病小痛全跑掉》张晔主编　江苏科技出版社　2013 年 1 月版

《从肺开始养生》张忠德、佘自强著　世界图书出版公司　2013 年 4 月版

《肺共大肠西方金：中医名方使用一通百通》沈佳、刘春玲主编　人民军医出版社　2013 年 9 月版

《养生先养肺》安健华主编　江苏凤凰科学技术出版社　2014 年 7 月版

《养肺清肺这样吃就对了》胡维勤主编　湖北科学技术出版社　2014 年 10 月版

《临床肺功能（第 2 版）》朱蕾主编　人民卫生出版社　2014 年 12 月版

《抗霾养肺书》杨力主编　电子工业出版社　2015 年 1 月版